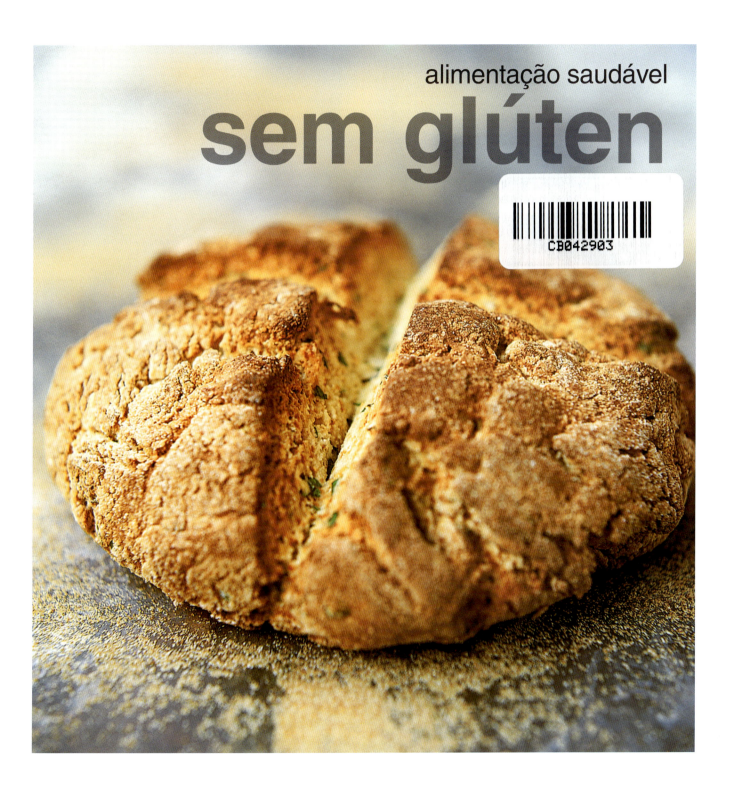

alimentação saudável

sem glúten

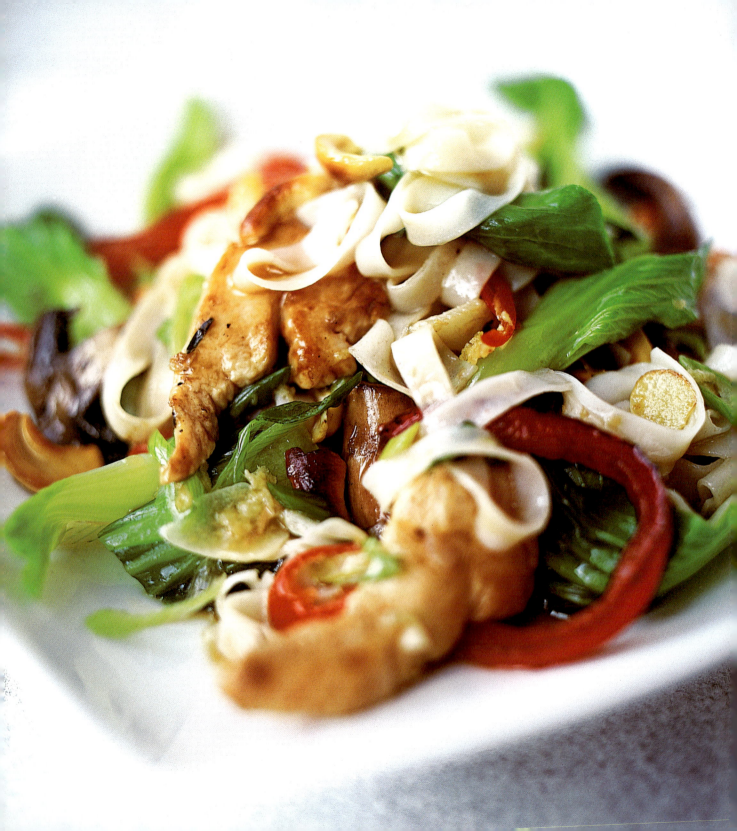

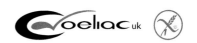

Darina Allen e
Rosemary Kearney

alimentação saudável
sem glúten

Fotos: Will Heap

Tradução: Joana Canedo

Editora Senac São Paulo – São Paulo – 2014

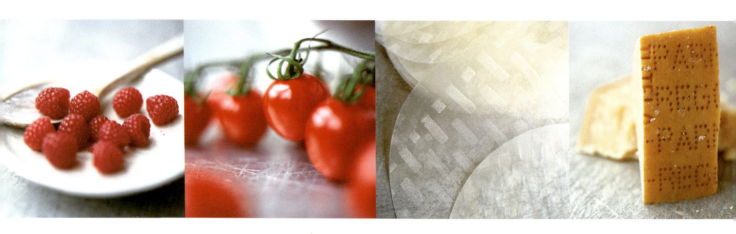

sumário

Nota da edição brasileira, 5
Agradecimentos, 6
Prefácio, 7
Introdução à doença celíaca, 8
Sintomas da doença celíaca, 10
Condições relacionadas, 11
Cereais e grãos que contêm glúten, 12
Lista de alimentos sem glúten, 15
Alternativas sem glúten, 16
Uma dieta equilibrada, 19
Como cozinhar para um celíaco, 23
Como alimentar a família, 24
Como comer fora de casa, 27
Como comprar alimentos sem glúten, 30
Da chef, 32

Cafés da manhã e brunches, 35
Sopas e saladas, 45
Aperitivos, 59
Massas, 69
Pratos principais, 79
Pães e biscoitos, 117
Bolos e sobremesas, 131
Receitas básicas, 147

Onde encontrar, 156
Índice, 158
Notas, 160

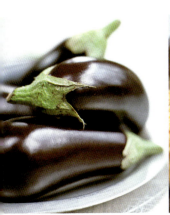 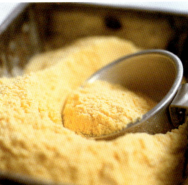 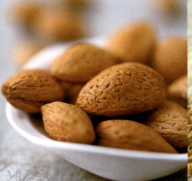 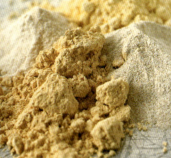

nota da edição brasileira

Um dos prazeres de nossa vida diária diz respeito à alimentação. E como retirar ingredientes como a farinha de trigo, o centeio, a cevada, o malte e a aveia sem tornar esse ritual cotidiano uma árdua tarefa? Os celíacos não têm muita opção, trata-se de buscar efetivamente essa adequação alimentar, uma vez que a doença celíaca não tem cura.

É a presença de glúten nesses alimentos que impede a correta absorção de nutrientes pelo intestino, uma vez que essa proteína provoca inflamações que podem gerar edemas, dores articulares e indisposição.

No entanto, retirar de nossa dieta alimentos que contenham trigo, centeio e cevada em sua composição não necessariamente implica uma vida sem sabor!

Com este livro, que pretende ser um guia para a alimentação sem glúten, pratos que haviam sido banidos da mesa dos celíacos podem voltar ao cardápio. Com receitas deliciosas, a obra mostra-se essencial para a cozinha não apenas de celíacos, uma vez que os benefícios da dieta sem essa proteína podem ser percebidos por qualquer pessoa. Na verdade, sem a presença de glúten, o metabolismo orgânico passa a funcionar normalmente, sem inflamações, evitando a retenção de líquidos, obesidade e complicações cardiovasculares.

Nessa versão brasileira foram acrescidas algumas notas importantes para o leitor celíaco, que estão no final da obra.

Sempre atento às necessidades do mundo moderno, o Senac São Paulo busca, com este lançamento, colaborar para uma vida com mais qualidade.

Dados Internacionais de Catalogação na Publicação (CIP)
(Jeane dos Reis Passos – CRB 8ª/6189)

Allen, Darina
    Alimentação saudável sem glúten / Darina Allen, Rosemary
Kearney; fotografias de Will Heap; tradução de Joana Canedo. –
São Paulo : Editora Senac São Paulo, 2014.

    Título original: Healthy gluten-free eating
    ISBN 978-85-396-0711-2

    1. Alimentação sem glúten 2. Alimentação saudável : Dieta sem
glúten 3. Dieta celíaca I. Kearney, Rosemary. II. Título.

14-214s   CDD-641.5631

Índice para catálogo sistemático:
1. Alimentação saúdável : Alimentação sem glúten   641.5631

dedicatória

Para Helen, com amor (Darina Allen).
Para minha mãe, Rosemary (1938–1980), que me inspirou a
cozinhar (Rosemary Kearney).

agradecimentos

Depois de 14 livros publicados, Darina ainda escreve a mão,
apesar de todo ano-novo fazer planos para aprender a usar
o computador. Então um agradecimento especial deve ir a
Truus Boelhouwer, que digitou meticulosamente o manuscrito,
com uma paciência e um bom humor infinitos. Darina também
gostaria de agradecer a toda a equipe da Ballymaloe Cookery
School pelo apoio e pela inspiração. E, por último, mas nem por
isso menos importante, o indômito Kyle Cathie, pelo estímulo e
pela amizade de muitos anos.

Rosemary Kearney: Agradeço à minha família e aos meus
amigos por toda a ajuda e o estímulo. Um agradecimento
especial ao meu pai, Séamus, ao meu marido, Noel, e aos meus
quatro filhos, Séamus, Dáire, Fionn e Cían, pelo amor e apoio.

Agradecemos também a:
Annie Nichols, que cozinhou deliciosamente e fez belas
apresentações dos pratos.
Will Heap, por suas fotos maravilhosas.
Stephanie Evans, editora.
Carl Hodson, por seu design gráfico inspirado.
Muna Reyal, pelos doces mimos.

nota importante

As informações e sugestões contidas neste livro têm a intenção
de servir como guia básico para uma alimentação saudável
e não são específicas a indivíduos ou às suas circunstâncias
particulares. Este livro não tem a intenção de substituir o
tratamento de um médico qualificado, nem as autoras nem
os editores podem ser considerados responsáveis pelo uso
inapropriado de qualquer regime dietético. Não tente se
autodiagnosticar ou se autotratar para condições sérias e
crônicas sem consultar um médico.

prefácio

A doença celíaca é uma doença autoimune crônica e permanente, causada pela intolerância ao glúten. O glúten é uma proteína encontrada no trigo, na cevada, na aveia, no centeio e no malte (um produto da fermentação da cevada). Quando uma pessoa com doença celíaca ingere glúten, mesmo em quantidades muito pequenas, ele causa inflamação e lesão no intestino delgado, o que impede a digestão normal e a absorção completa do alimento. Quando o glúten é eliminado da dieta de uma pessoa intolerante à essa proteína, o intestino volta ao normal; portanto, a dieta sem glúten é a chave para a boa saúde dos celíacos.

Pesquisas têm mostrado que a doença celíaca afeta pelo menos uma pessoa em cada cem no mundo; no entanto, mais da metade não está atualmente diagnosticada.[1] O diagnóstico é bastante simples, mas muita gente deixa de ser diagnosticada porque começa a seguir uma dieta sem glúten antes de terminar de realizar todos os exames, então os resultados ficam inconclusivos. Como a dieta é o tratamento para a doença celíaca, os marcadores usados para o diagnóstico se normalizam quando a dieta é iniciada. Assim, é importante que os indivíduos mantenham a dieta com glúten antes e durante os exames para diagnosticar a doença. No entanto, há também casos cujos sintomas não são facilmente identificados, porque variam de pessoa para pessoa, podendo ser desde cansaço e anemia até distensão abdominal, diarreia e perda de peso. O diagnóstico envolve um exame de sangue, que pode ser pedido por um clínico, seguido de uma endoscopia com biopsia, que deve ser feita por um gastroenterologista em um hospital devidamente equipado.

Ao receber o diagnóstico da doença celíaca, é comum a pessoa sentir que a vida nunca mais será a mesma. Nada de pães frescos e croissants. E como fazer para comer fora, em um restaurante ou com amigos? É preciso nesse momento uma nova perspectiva sobre a alimentação, considerando a quantidade imensa de alimentos naturalmente sem glúten que estão por toda parte. *Alimentação saudável sem glúten* é um relato pessoal no qual as autoras usam ingredientes naturais e de preferência orgânicos no lugar das opções industrializadas ou processadas. Os celíacos têm de tomar um cuidado especial com alimentos processados, pois, quando ingredientes são adicionados a produtos industrializados ou preparados, existe uma grande possibilidade de que algum ingrediente contendo glúten também seja adicionado. No entanto, todos usamos alimentos processados ou refeições congeladas, nem que seja de vez em quando, e não há nada de errado em equilibrar as opções disponíveis – desde que não contenham glúten!

A Coeliac UK é uma organização não governamental (ONG) que oferece informação e orientação a seus 60 mil associados e a qualquer pessoa que acredite ter a doença celíaca. Recomendamos que consulte um médico caso perceba sintomas da doença celíaca. Se for diagnosticado, será preciso ser acompanhado por um nutricionista para orientações sobre a alimentação.

A Coeliac UK mantém-se quase totalmente graças a doações. Sua missão é melhorar a vida das pessoas que têm a doença celíaca e dermatite herpetiforme procurando ajudá-las a melhor entender os sintomas e o diagnóstico e a administrar a doença. Além disso, suas relações com as instituições governamentais possibilitam a expansão dos conhecimentos sobre essas questões e a produção de diversos materiais, incluindo o The Gluten-Free Food and Drink Directory (Guia de alimentos e bebidas sem glúten), que lista mais de 11 mil produtos alimentícios sem glúten. Uma versão interativa do guia está disponível no site www.coeliac.org.uk. Outros serviços incluem uma revista quadrimestral, assistência dietética por telefone e mais de 90 grupos de apoio em todo o Reino Unido.[2]

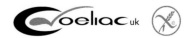

introdução à doença celíaca

Não entre em pânico… esta é a coisa mais importante a fazer se acabou de ser diagnosticado com doença celíaca.

Em geral as pessoas pensam: O que vou comer agora? Não posso mais comer pão, macarrão, bolo, biscoito… A lista parece infinita. Não precisa ser assim – dê um passo para trás e procure enxergar o quadro maior. Você foi diagnosticado com uma doença que não exige que tome medicamentos, seja por via oral, seja injetável, porque é uma doença tratável – ou melhor, controlável – simplesmente tendo atenção à comida que você ingere. De certo modo, ser diagnosticado com doença celíaca pode ser algo positivo para algumas pessoas, pois pode fazê-las se darem conta de quanto alimento processado estavam consumindo! Portanto, está na hora de voltar ao básico: usar ingredientes naturais e se responsabilizar pelos alimentos que consumir para alimentar um corpo saudável.

Uma alimentação saudável para celíacos não precisa significar refeições insossas, sem graça – o sabor não precisa ser prejudicado só porque o glúten é excluído da dieta, e o prazer de cozinhar e comer não precisa diminuir. Ao contrário, veja isso como um novo começo – uma oportunidade de experimentar outros ingredientes e uma variedade ampla e interessante de receitas.

o que exatamente é a doença celíaca?

Por muito tempo acreditou-se que a doença celíaca era uma doença infantil, que passaria com a idade. Hoje se sabe, no entanto, que é uma condição permanente – com a qual se nasce (embora possa manifestar-se a qualquer momento, em qualquer idade ou fase da vida) e que não "passa com a idade". Se você foi diagnosticado com doença celíaca, provavelmente já apresentou alguns sintomas – mais ou menos leves ou até crônicos – e já passou por exames clínicos para confirmar a intolerância ao glúten. No entanto, se não é celíaco e vai começar a cozinhar para um, provavelmente ainda não se deu conta da extensão dessa condição.

A doença celíaca é uma doença genética. Deve-se a uma intolerância permanente ao glúten. Glúten é o nome dado a uma série de diferentes proteínas (a gliadina é a proteína encontrada no trigo; a hordeína, a proteína da cevada;[3] a secalina, a proteína do centeio; e a avenina, a proteína da aveia) que provocam reações imunológicas nos celíacos. É o glúten que dá aos pães e aos bolos sua elasticidade. Infelizmente, até mesmo uma quantidade mínima de glúten pode ser prejudicial aos celíacos, ainda que as pessoas nem sempre estejam cientes dos sintomas.

A doença celíaca é uma doença autoimune, resultado da intolerância ao glúten. O glúten provoca lesões no intestino delgado, causando inflamação e uma subsequente má absorção dos alimentos e nutrientes. Para que o intestino volte ao normal e os efeitos dolorosos da intolerância ao glúten cessem, o único tratamento possível e necessário é seguir uma dieta completamente isenta de glúten.

a relação com o diabetes

Sabe-se que a doença celíaca é genética (ou seja, já se nasce com ela), mas existe um risco ainda maior, de um em dez, quando ela já existe na família. Também há um aumento do risco para outras doenças autoimunes, que podem ocorrer ao mesmo tempo, entre elas o diabetes tipo 1. Com essa forma de diabetes, o corpo não regula o açúcar do sangue devido a uma incapacidade de produzir o hormônio insulina.

Quando se é portador de doença celíaca ou de diabetes tipo 1, tem-se mais chance de desenvolver a outra condição do que as pessoas que não têm nenhuma das duas doenças. Quando se é celíaco, há um aumento no risco de adquirir outras doenças autoimunes associadas à doença celíaca, incluindo o hipertireoidismo. Existe também um risco um pouco maior de desenvolver câncer do intestino e linfomas. No entanto, o maior problema associado à doença celíaca é a absorção reduzida de alimentos, particularmente de nutrientes como o ferro e o cálcio, resultando em anemia e osteoporose, respectivamente.

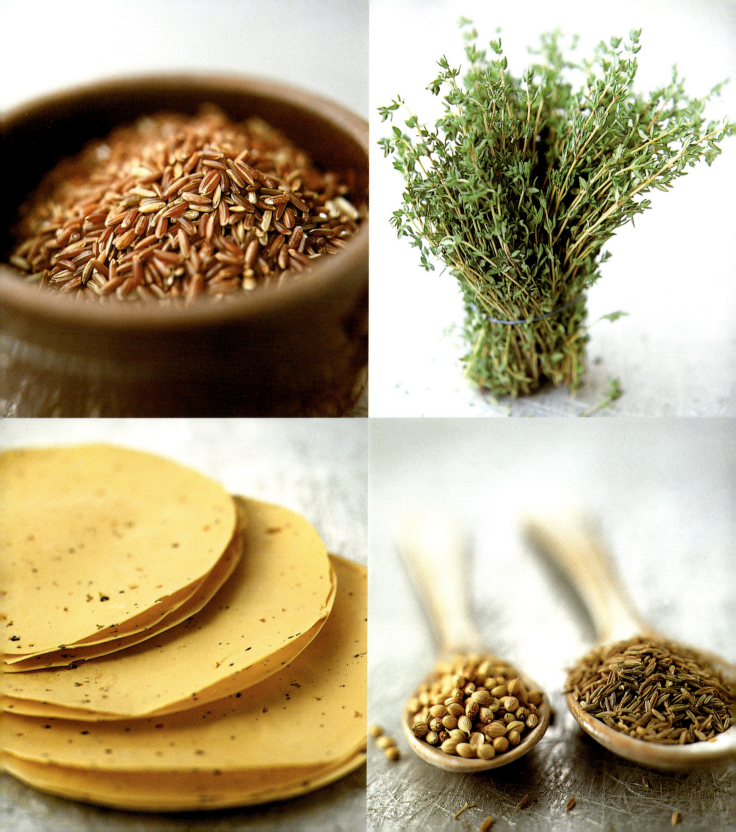

sintomas da doença celíaca

Sintomas típicos da doença celíaca

* Fadiga crônica
* Letargia
* Dor de cabeça
* Náusea
* Vômito
* Distensão e dor abdominal
* Diarreia
* Anemia
* Aftas
* Problemas na tireoide
* Diabetes tipo 1
* Osteopenia e osteoporose
* Atraso no crescimento e pouco ganho de peso
* Perda de peso
* Problemas de fertilidade e na gravidez

O intestino delgado é revestido com uma camada de mucosa com milhões de pequenas projeções longas e finas chamadas vilosidades, cuja função, entre outras, é aumentar a superfície de absorção dos alimentos, permitindo assim que os nutrientes alimentares que ingerimos sejam absorvidos. Normalmente, essas vilosidades são protuberantes, mas na doença celíaca a resposta imunológica do corpo faz com que as vilosidades intestinais se achatem de tal modo que a superfície se reduz muito. Isso tem como resultado uma má absorção dos nutrientes e problemas associados, incluindo anemia e osteoporose.

Outro sintoma muito comum em celíacos que acabaram se ser diagnosticados é a fadiga, resultado da desnutrição e da baixa absorção do ferro. Também há problemas com a absorção do cálcio, resultando em osteoporose. Recomenda--se que celíacos recentemente diagnosticados façam um exame de densitometria óssea para avaliar a dimensão do problema e tratá-lo conforme a necessidade.

A doença celíaca não diagnosticada pode resultar em infertilidade, tanto masculina quanto feminina, e também existe um risco maior de ocorrência de aborto espontâneo.

Os sintomas da doença celíaca variam, já que as pessoas têm graus de sensibilidade diferentes ao glúten. Por isso, muitas vezes não é diagnosticada, podendo ser confundida, por exemplo, com a síndrome do intestino irritável.

A não ingestão de glúten e de todos os ingredientes que contenham glúten evita lesões na parede intestinal e propicia um tratamento completo e único para a doença.

diagnóstico

O teste para diagnosticar a doença celíaca é realizado por meio de um simples exame de sangue que busca detectar a presença dos anticorpos produzidos por celíacos em resposta ao glúten. Caso o teste tenha acusado a doença, torna-se então necessário realizar uma biopsia do intestino para examinar a aparência da parede intestinal e das vilosidades do intestino delgado no microscópio, a fim de constatar a possível lesão. Não se deve orientar uma pessoa que pensa ter a condição celíaca a iniciar uma dieta sem glúten antes de ser clinicamente diagnosticada. Se um indivíduo começa uma dieta sem glúten antes da condição ser confirmada, suas vilosidades vão mostrar sinais de reparação e será difícil para o gastroenterologista diagnosticar conclusivamente que a doença celíaca é o problema.

O diagnóstico final de doença celíaca em geral traz alívio. Muitos sofrem por anos antes de descobrir por que se sentiam tão mal e ficam aliviados ao descobrir que não era nada mais grave. Agora, podem fazer algo em relação ao problema.

condições relacionadas

intolerância ao trigo *versus* intolerância ao glúten

Atualmente, muita gente acredita ser intolerante ao trigo. Exames para alergia são facilmente realizados e as pessoas podem ter sido informadas de que são intolerantes ao trigo com base em simples testes feitos sem qualquer supervisão médica.

A intolerância alimentar, e a intolerância ao trigo em particular, é rara. Se você suspeita que é intolerante ao trigo, é melhor testar se tem doença celíaca antes de mudar a dieta, pois a intolerância ao trigo pode mascarar a doença. A intolerância ao trigo tem mais chances de afetar crianças pequenas e de ser um problema temporário, com sintomas que podem incluir problemas de pele, entre eles o eczema. A intolerância alimentar simples, que não é nem alergia nem doença celíaca, pode causar uma variedade de sintomas, incluindo irritação na pele, mas não afeta o sistema imunológico.

A doença celíaca afeta ao menos 1% da população e existe um protocolo definido para o diagnóstico, que precisa ser seguido quando aparecem os sintomas.

A dieta sem trigo é menos restritiva que a dieta sem glúten porque uma série de outros grãos, entre eles a aveia, o centeio e a cevada, podem ser ingeridos sem problemas pelos intolerantes ao trigo.

Uma palavra de atenção aqui: nem todos os alimentos rotulados como não contendo glúten são seguros para pessoas intolerantes ao trigo. Misturas sem glúten produzidas comercialmente, por exemplo, podem conter amido de trigo sem glúten, que é considerado seguro para os celíacos, porque o glúten foi removido, mas não é adequado para aqueles que tenham intolerância ao trigo. Algumas pessoas com doença celíaca também não são capazes de tolerar produtos com amido de trigo.

Todas as receitas desta coletânea usam farinhas de fontes naturalmente sem glúten. Elas não envolvem o uso de misturas comerciais, que podem conter esse amido de trigo sem glúten, e são portanto seguras para celíacos que seguem a dieta sem trigo e sem glúten.

doença celíaca e intolerância à lactose

Existe uma relação entre doença celíaca e intolerância à lactose. Quando o intestino está inflamado, como no caso dos portadores de doença celíaca que acabam de ser diagnosticados ou não estão sendo tratados, existe uma deficiência de lactase (a enzima que digere e absorve a lactose, que é o açúcar do leite). Isso ocorre porque a lactase fica nas vilosidades intestinais, que estão achatadas e reduzidas quando há lesão causada pela doença celíaca.

Sintomas similares aos da doença celíaca podem ocorrer quando há intolerância à lactose associada, incluindo distensão e dores abdominais e diarreia. Para minimizar esses sintomas, o indivíduo deve limitar o consumo de produtos lácteos, ou seja, que contêm lactose. A maior parte das pessoas consegue tolerar uma pequena quantidade de leite em bebidas e também queijo e iogurte até certo ponto. Muitas pessoas acreditam que a partir do momento que estão seguindo uma dieta sem glúten, e o intestino está menos inflamado, conseguem tolerar produtos a base de leite novamente. Portanto, para elas, a intolerância à lactose é geralmente um problema temporário.

Em outras pessoas, no entanto, a intolerância à lactose pode ser um problema genético permanente, e é preciso prestar atenção e incluir na dieta alimentos alternativos contendo cálcio. Como no caso dos veganos, um nutricionista deve ser consultado para avaliar suas necessidades e prover orientações específicas.

o benefício de uma dieta celíaca para aqueles que sofrem de dermatite herpetiforme

A dermatite herpetiforme (DH) é uma condição na qual uma erupção cutânea se desenvolve com formação de pequenas bolhas em certas áreas do corpo, principalmente nos joelhos, cotovelos e nádegas. É também resultado de uma sensibilidade ao glúten, e o sistema digestivo pode estar afetado, levando a uma forma de doença celíaca.

A DH provoca muita coceira e, portanto, é desconfortável, e o tratamento é realizado com uma dieta sem glúten.

cereais e grãos que contêm glúten

Os seguintes grãos devem ser rigorosamente evitados por celíacos:

Trigo
Cevada (e malte)
Centeio
Aveia
Espelta[4]

Existe ainda incerteza se a aveia é adequada ou não aos celíacos. A aveia contém glúten, mas seu tipo de glúten é de uma família diferente da cevada e do trigo. Não está claro se aveia pura causa problemas aos celíacos, e alguns celíacos conseguem tolerar uma pequena quantidade de aveia. Ainda assim é melhor evitá-la, pois é difícil obter aveia sem nenhuma contaminação de trigo, seja no campo ou no processo de moagem.

A espelta é um grão que tem naturalmente baixo teor de glúten, mas não é totalmente desprovida da proteína; portanto, também deve ser evitada pelos celíacos.

É preciso lembrar que "sem trigo" NÃO é a mesma coisa que "sem glúten". Já vi pão anunciado como "sem trigo – apropriado para celíacos". No entanto, ao ler com mais cuidado, o principal ingrediente era farinha de centeio. Não há problema algum em questionar exatamente qual a composição de um pão; e é certamente muito melhor gastar uns minutos a mais para fazer isso do que sentir dor no meio da noite, procurando lembrar se você comeu alguma coisa diferente durante o dia –, todo celíaco já passou por isso, mas é melhor evitar!

rotulagem de alimentos

No passado, a rotulagem malfeita dos produtos alimentícios tornava difícil para os celíacos saber se o produto podia ou não ser ingerido. As expressões usadas eram confusas, porque não eram suficientemente específicas. No entanto, as regras para a rotulagem estão mudando sempre, e felizmente a Comissão Europeia concordou com uma nova regulamentação, de modo que agora os rótulos para produtos que não contêm glúten são consistentes por toda a Europa e refletem um novo padrão internacional de rotulagem.[5] Isso significa que os rótulos só podem usar a expressão "não contém glúten" se o produto contiver menos de 20 partes por milhão de glúten. Isso deve tornar muito mais fácil a escolha de produtos sem glúten. Essa norma se aplica a fabricantes de produtos alimentícios de todos os estados membros da União Europeia, que tiveram até 2012 para se adaptar à exigência.

Nunca é demais prestar atenção às expressões ambíguas. "Amido" pode significar tanto amido de trigo, de malte ou de centeio – casos em que deve ser evitado pelos celíacos –, como de milho, de batata, de arroz, de tapioca ou de qualquer outra fonte naturalmente isenta de glúten, seguras para ingestão.

Refeições prontas, alimentos enlatados, congelados ou processados podem conter farinha como agente de processamento, amaciante ou espessante, assim como muitos molhos, massas e empanados. Existem muitos outros exemplos em que o glúten pode estar presente. Algumas padarias oferecem pão sem glúten, preparado na própria cozinha, mas a menos que tenha sido produzido em um ambiente completamente separado, o risco de contaminação cruzada é alto.

Podem indicar a presença de glúten

* Aglutinante
* Amido de centeio
* Amido de cevada
* Amido de trigo
* Amido vegetal
* Aveia
* Aveia em flocos
* Aveia para mingau
* Bulgur (ou triguilho)[6]
* Cereal
* Cevada maltada
* Cevadinha
* Cuscuz
* Espessante[7]
* Farelo
* Farelo de aveia
* Farelo de trigo
* Farinha
* Germe de aveia
* Germe de trigo
* Goma vegetal
* Kamut[8]
* Malte
* Proteína de cereal
* Sêmola de trigo
* Semolina
* Trigo duro
* Triticale[9]

Açougueiros que fazem produtos como linguiças sem glúten também devem ter consciência da importância de prepará-las sem contaminação cruzada, pois normalmente o recheio das linguiças contém um espessante à base de cereal. Da mesma forma, é preciso prestar atenção a qualquer produto feito com temperos ou especiarias misturados, pois eles podem conter um pouco de farinha.

A Coeliac UK e a Coeliac Society of Ireland produzem listas de alimentos sem glúten, então guie-se pelos produtos que elas recomendam (veja as páginas 15 e 30). Muitas associações de celíacos em outros países também produzem guias desse tipo.[10]

cuidados simples a se adotar em casa

Alguns cuidados devem fazer parte do hábito da casa e do ritual da cozinha. Guardar farinhas sem glúten em local separado das farinhas comuns, para evitar o risco de contaminação, e não colocar biscoitos sem glúten no mesmo recipiente usado para os biscoitos comuns são medidas que evitam o consumo de farelos que contêm glúten.

É preciso ter uma torradeira, uma tábua de pão e uma manteigueira de uso exclusivo para os celíacos, de modo a minimizar o risco de contaminação, de farelos com glúten.[11] Certifique-se de usar talheres e utensílios para manteiga, margarina, geleias e patês diferentes pela mesma razão. E não se esqueça: se tiver cozinhado com farinha contendo glúten, mude de avental e lave suas mãos e unhas com cuidado antes de começar a cozinhar para um celíaco.

Os seguintes alimentos e bebidas podem conter glúten sem que você se dê conta

* Fermento em pó
* Hóstia
* Tortilhas "de milho" podem conter também farinha de trigo
* Batata frita congelada (farinha pode estar presente para mantê-la branca)
* Caldo de carne, de galinha ou de legumes
* Sopa de legumes pode conter cevadinha
* Pimenta-do-reino branca pode estar recoberta de farinha
* Marcas mais baratas de farinha de amêndoa podem conter farinha de rosca
* Temperos prontos
* Mostarda em pó
* Gordura de boi ou de porco podem ter farinha para impedir que grudem demais
* Queijo ralado pode conter farinha
* Pastas de queijo
* Molhos de salada ou maionese comerciais
* Molho de soja (existem marcas sem glúten, como o tamari japonês)
* Nozes ou amêndoas torradas
* Pretzels
* Tempero indiano
* Bolovo
* Comida frita em óleo usado para fritar alimentos contendo glúten, como empanados
* Carnes processadas, como presunto, e outros frios e embutidos (podem ter sido injetados com cereal para aumentar seu teor de proteína)

* Salgadinhos ou batata frita com diferentes sabores
* Algumas bebidas gasosas (alcoólicas ou não) podem conter farinha de cevada para dar uma aparência turva (sempre verifique a procedência)
* Café, especialmente de máquina
* Bebidas lácteas maltadas
* Todas as cervejas são feitas com grãos
* Alguns comprimidos ou cápsulas contêm farinha como aglutinante ou espessante
* Balas e doces podem estar cobertos com uma camada de farinha para que não grudem
* Massinha de modelar usada por crianças não é um alimento, mas pode acabar entrando em suas bocas e você deve lembrar que é feita de farinha de trigo
* Verifique todas as marcas de alimentos processados, pois podem incluir ingredientes que contêm glúten

Muito desse glúten escondido aparece em produtos alimentícios processados – o que é uma outra boa razão para celíacos e não celíacos cozinharem com ingredientes frescos e naturais.

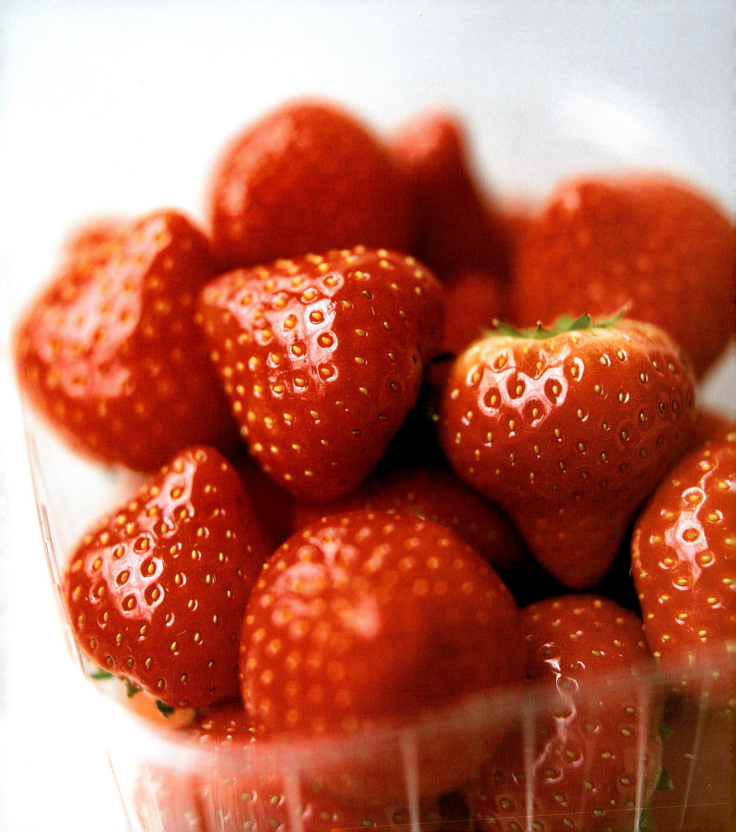

lista de alimentos sem glúten

É essencial que celíacos, especialmente aqueles que acabaram de ser diagnosticados, conheçam os alimentos que podem comer. Muitas associações de celíacos produzem listas de produtos aprovados. A Coeliac UK e a Coeliac Society of Ireland publicam o The Gluten-Free Food and Drink Directory (Guia de alimentos e bebidas sem glúten) como um guia de consulta de alimentos e bebidas sem glúten. O guia lista produtos de marcas que não contêm a proteína, de fabricantes que confirmaram que esses produtos atendem às normas atuais de ausência de glúten, conforme definidas pelo fórum internacional Codex Alimentarius. Como produtos e receitas podem mudar durante o ano, é imperativo manter o guia atualizado mensalmente. É importante também recorrer a um médico ou a um nutricionista para orientações específicas sobre sua dieta sem glúten e sua tolerância individual quanto ao amido de trigo, extrato de malte e aveia.

a importância de manter uma dieta sem glúten

Quando o glúten é excluído da dieta, os sintomas devem desaparecer em alguns dias, mas o intestino delgado pode levar de seis meses a dois anos para se recuperar completamente. Como as pessoas têm diferentes graus de sensibilidade ao glúten, uma pessoa pode quebrar a dieta e se sentir bem, enquanto outra pode ingerir glúten e ter uma reação muito rápida e dolorosa. Se não por outra razão, isso deveria preveni-lo contra quebrar a dieta e você terá a tendência de ser muito rígido com você mesmo depois disso. O problema de quebrar a dieta e não sentir os efeitos é que, mesmo sem os sintomas, o glúten estará provocando lesões em seu intestino delgado. Portanto, de modo a manter os sintomas sob controle e prevenir qualquer complicação adicional, é vital que o glúten – até mesmo a menor quantidade – seja removido da dieta de maneira definitiva. Se mantiver uma dieta absolutamente sem glúten, você absorverá bem os nutrientes; mas se for complacente e quebrar a dieta de vez em quando, as vilosidades vão continuar lesadas e, como resultado, você pode não absorver todos os nutrientes necessários para a sua saúde. Em suma, o intestino delgado não vai se curar e não funcionará com seu potencial completo, a menos que o glúten seja permanentemente excluído da alimentação. Lembre-se: você nunca vai se curar da doença celíaca, mesmo se os sintomas desaparecerem, mas você pode aprender a lidar com ela.

celíacos e álcool

Todos os tipos de cerveja devem definitivamente ser evitados. São permitidas bebidas alcoólicas como vinho, espumante, porto, xerez, cidra e destilados, incluindo whisky e scotch.[12]

Alimentos que não contêm glúten

- Todas as carnes e peixes frescos
- Todas as frutas, hortaliças e legumes frescos
- Ervas frescas e temperos não industrializados
- Milho e amido de milho
- Feijão, lentilha, ervilha seca, grão-de-bico e leguminosas em geral
- Arroz e arroz selvagem
- Macarrão de arroz (bifum) ou de feijão verde (harussame)
- Nozes, castanhas, amêndoas e sementes puras
- Ovos
- Produtos lácteos: leite, creme, iogurte natural, queijo
- Soja e tofu
- Açúcar
- Mel
- Melado de cana
- Xarope de bordo
- Geleias
- Óleos vegetais, azeite e gorduras puras
- Vinagres
- Purê de tomate
- Essência e extrato de baunilha
- Fermento biológico fresco e seco

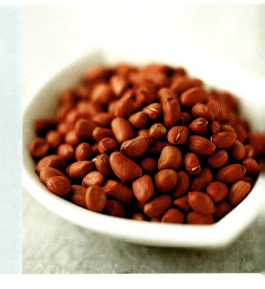

alternativas sem glúten

cereais e grãos naturalmente sem glúten

Fique tranquilo, pois há uma grande variedade de cereais naturalmente sem glúten. A bem da verdade, não são tão fáceis de trabalhar como a farinha de trigo, mas basta se familiarizar com eles. Os seguintes cereais e farinhas são naturalmente "sem glúten":

* Farinha de arroz
* Fécula de mandioca (polvilho)
* Farinha de mandioca
* Fécula de batata
* Amido de milho
* Farinha de milho (fubá ou polenta)
* Farinha de soja
* Farinha de grão-de-bico
* Farinha de castanha
* Farinha de amêndoa
* Farinha de trigo-sarraceno
* Farinha de raiz de lótus
* Farinha de alfarroba
* Farinha de painço
* Farinha de quinoa
* Farinha de sorgo (ou milho-zaburro)
* Farinha de araruta
* Farinha de linhaça
* Farinha de sagu
* Farinha de teff[13]

Mas é preciso tomar muito cuidado quando for comprar essas farinhas. Certifique-se de que está comprando marcas de boa qualidade, cujos produtores têm políticas meticulosas com relação à contaminação cruzada (ver a lista de fornecedores na página 157). Algumas farinhas podem não conter glúten, mas são processadas em uma fábrica que produz farinhas com glúten. Há sempre um risco de contaminação cruzada se você não tiver garantia da fonte!

Não há razão para que celíacos sintam que nunca mais vão comer certos tipos de comida. O objetivo deste livro é permitir que você prepare receitas que pode ter visto em algum restaurante e ficou com vontade de experimentar ou, se foi diagnosticado mais tarde, gostava de comer. As receitas foram criadas usando farinhas de fontes naturalmente sem glúten. Existem misturas comerciais sem glúten no mercado, caso não consiga encontrar essas farinhas. No entanto, nem todas as marcas oferecem o mesmo resultado e é difícil escrever receitas que funcionam para todas as misturas de farinha sem glúten.

A variedade de produtos sem glúten no mercado está certamente expandindo, ao mesmo tempo que aumenta a consciência do público em geral e da indústria alimentícia. O macarrão sem glúten que se encontra nos supermercados, incluindo macarrão de milho e de arroz, é maravilhoso, e existem diversas marcas de produtos orgânicos que valem a pena ser experimentadas.

Não se esqueça do macarrão de arroz – é praticamente um macarrão instantâneo, e ao usá-lo você consegue uma refeição pronta em questão de minutos. As folhas de arroz (ver a foto) são excelentes para fazer sanduíches enrolados substituindo as tortilhas de farinha. E no lugar de molho de soja à base de trigo, procure tamari, uma outra variedade de molho de soja japonês que é feito de grão de soja com arroz, em vez de farinha de trigo (mas sempre leia os rótulos e verifique a presença ou não de glúten).

O papari[14] não contém glúten e é excelente com comida indiana sem glúten; mas é recomendável verificar os ingredientes para ter certeza de que uma mistura de temperos não tenha sido adicionada. Certifique-se também de que foi preparado em uma panela que não tenha sido contaminada com glúten de outras farinhas.

Acho prático assar um pão do tipo irlandês sem glúten só para fazer farinha de rosca. Sempre tenho porções congeladas para usar quando preciso. São muito úteis para fazer recheios, empanados, milanesas, bolinhos… Na verdade, tudo que pede farinha de rosca pode ser feito sem glúten. É claro que você pode usar qualquer pão sem glúten, mas acho o pão tipo irlandês sem glúten mais rápido e conveniente.

goma xantana

Um produto relativamente novo, que tenho achado indispensável para fazer pão, é a goma xantana. Farinhas naturalmente sem glúten têm uma textura menos elástica. Acrescentar uma pequena quantidade de goma xantana ajuda, até certo ponto, a compensar essa qualidade. A goma é uma contribuição inestimável na cozinha sem glúten e deveria estar sempre na lista de compras de um celíaco!

A goma xantana pode agora ser encontrada na seção dietética de algumas grandes redes de supermercado. Lojas de alimentos naturais que estocam produtos sem glúten de boa qualidade também costumam ter. Caso não encontre, é possível comprar pela internet, nos endereços encontrados na lista no final deste livro.

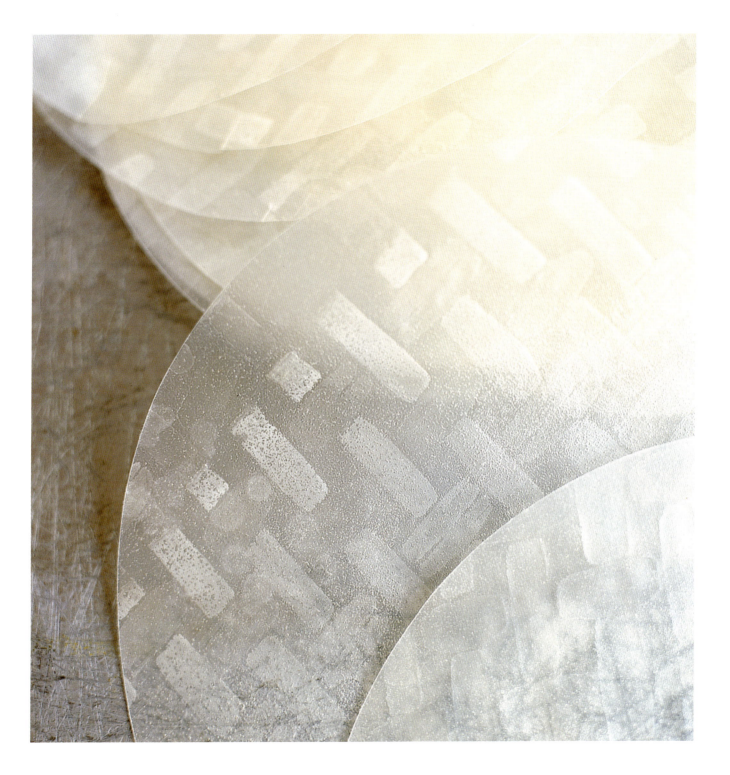

alternativas sem glúten

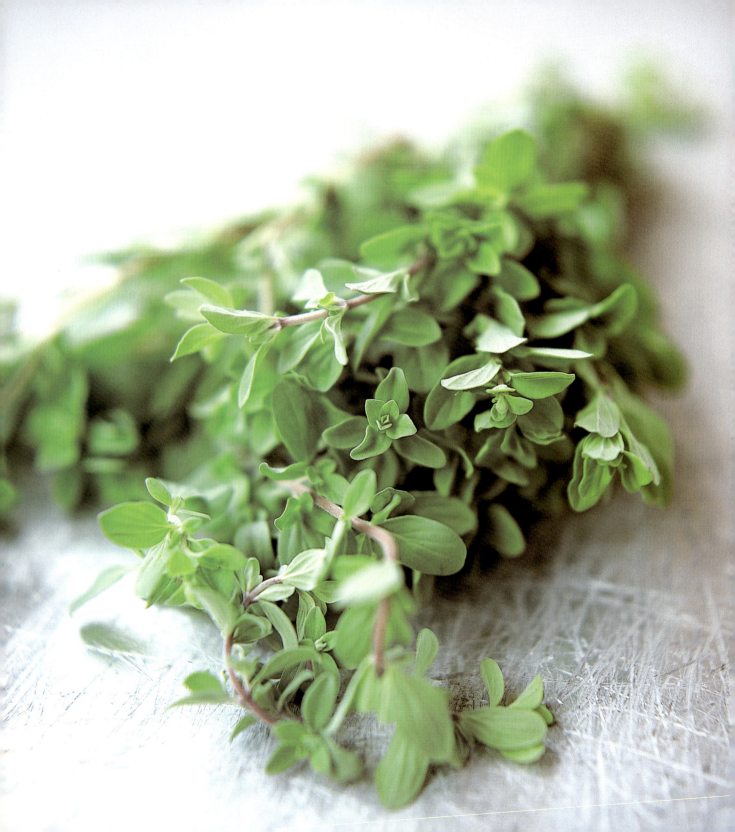

uma dieta equilibrada

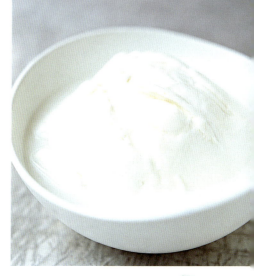

Uma dieta saudável e nutritiva para qualquer pessoa, incluindo celíacos e não celíacos, é da maior importância. A dieta celíaca pode, e tem todo o potencial para isso, ser uma das mais saudáveis que existem, por causa da ênfase cada vez maior dada aos alimentos frescos, naturais e inalterados. Consumidores estão ficando mais atentos sobre o que de fato compõe as comidas processadas ao ler constantemente os rótulos dos produtos. Todo mundo está acordando para o fato de que há conservantes e aditivos em muitos produtos, sem os quais poderíamos viver muito bem. Refeições congeladas ou de preparo rápido tendem a ter muita gordura, sal e açúcar, portanto, também deveríamos tentar evitá-las. Alimentos cultivados naturalmente, de alta qualidade, sem pesticidas e aditivos, é o que todos deveríamos querer consumir. Melhor ainda, compre alimentos orgânicos localmente produzidos sempre que possível. Procure descobrir o máximo possível sobre e proveniência do que você consome e onde e como essa comida foi produzida.

Assim como qualquer outra dieta, você precisa manter um bom equilíbrio entre as proporções de proteína, fibra, gordura e carboidrato. Tudo em moderação é a chave e, ao usarmos os ingredientes melhores e mais frescos ao mesmo tempo que adotamos boas práticas na cozinha, nós, celíacos, podemos garantir todas as vitaminas e minerais de que precisamos.

Como as deficiências nutricionais são sintomas da doença celíaca não diagnosticada, os médicos podem encorajá-lo a tomar suplementos – é, portanto, essencial pedir orientação a um médico qualificado, pois cada pessoa tem uma necessidade diferente.

Isso é particularmente o caso quando se avalia a necessidade de suplementos de ferro ou cálcio.

frutas e hortaliças

Deveríamos tentar comer ao menos cinco porções de frutas e hortaliças por dia, pois são fontes importantes de vitaminas e minerais essenciais, assim como de fibras. Procure comer cerca de 400 g por dia. Uma porção consiste de:

* uma banana, maçã ou laranja
* uma fatia grande de frutas grandes, como melão ou abacaxi
* duas frutas pequenas, como kiwi, ameixa ou mexerica, ou um pequeno cacho de uvas
* duas colheres de sopa de hortaliças (pode ser crua ou cozida), mas batatas não podem ser incluídas, pois são ricas em carboidratos
* um copo pequeno de suco de fruta fresco
* uma colher de sopa de frutas secas
* 2 a 3 colheres de sopa de salada de fruta fresca
* um prato pequeno de salada

Procure comer frutas e hortaliças variadas. Verduras são uma boa fonte de ferro e ácido fólico, que são importantes para prevenir anemia. Frutas e hortaliças também contêm magnésio e fósforo, essenciais para a saúde óssea, além de antioxidantes, como vitaminas C e E, que ajudam a proteger contra doenças do coração e câncer.

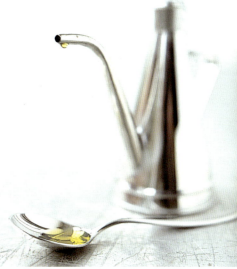

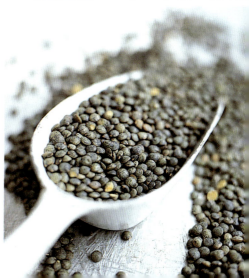

fibras

Todos sabemos que uma dieta rica em fibras é vital para a função intestinal. Muitas pessoas obtêm fibras ingerindo cereais e pães integrais. No entanto, para celíacos isso pode ser difícil, pois muitos cereais que são boas fontes de fibras devem ser eliminados da dieta sem glúten. Portanto, celíacos precisam obter suas necessidades diárias de fibras de outras fontes, como farelo de arroz, arroz integral e leguminosas (feijões, lentilhas e ervilhas, por exemplo), assim como de frutas e hortaliças frescas. Frutas secas, castanhas e sementes também são uma grande contribuição para uma dieta saudável.

a questão da gordura

Nem toda gordura é ruim – não apenas a gordura dá sabor à comida, como também nos fornece vitaminas A, D, E e K lipossolúveis. Gordura com moderação é perfeitamente aceitável em uma dieta saudável, mas precisamos conhecer as gorduras boas e as ruins.

Azeite de oliva e óleo de canola são ricos em gorduras monossaturadas e deveriam portanto ser usados preferencialmente a outros óleos, tanto para cozinhar como para temperar.

Todos deveriam escolher gorduras poli-insaturadas ou monossaturadas no lugar das gorduras saturadas e trans. Encontradas principalmente em produtos de origem animal, incluindo laticínios, as gorduras saturadas têm uma forte influência sobre os níveis de colesterol do sangue. As gorduras trans são produtos de um processo chamado hidrogenação, que torna as gorduras insaturadas firmes, com consistência de pasta. São encontradas em margarinas e outros tipos de pastas, além de biscoitos, bolos e pães industrializados, e contribuem para aumentar o colesterol. Procure por produtos que indicam no rótulo que não possuem gorduras trans.

O ômega 3 e o ômega 6 são derivados de ácidos graxos essenciais. Os ácidos linolênico e alfalinolênico são dois tipos de ácidos graxos encontrados nas gorduras poli-insaturadas e são essenciais para uma boa saúde, contribuindo especialmente para proteger contra doenças cardíacas. Boas fontes de ômega 3 incluem peixes oleosos, como a sardinha e o salmão, azeite de oliva e óleo de canola, soja e verduras verdes, que são perfeitamente adequados para celíacos.

Manteiga e bacon contêm gorduras saturadas. Se você quer limitar seu consumo desse tipo de gordura, comece a passar uma camada mais fina de manteiga no pão ou a passar azeite, ou ainda usar azeite ou óleo de amendoim para cozinhar e fritar.

proteínas e carboidratos

Proteínas boas e ricas são vitais para o crescimento, a manutenção e a cura do corpo. Fontes maravilhosas de proteínas são as leguminosas, como a lentilha e o grão-de-bico, mas também as fontes animais, como os laticínios, além das frutas oleaginosas, como castanhas, amêndoas e nozes – tudo sem glúten. Existem diversas receitas neste livro que vão fornecer excelentes fontes de proteína para todas as refeições – então, por que não começar o seu dia com o pé direito com um prato de müsli com castanha-de-caju e avelã e leite desnatado ou iogurte natural orgânico?

A dieta sem glúten tende a ter mais proteínas do que uma dieta normal, em razão dos cereais restritos; portanto, é importante que a dieta celíaca inclua carboidratos sem glúten como as principais fontes de energia: frutas, arroz integral, trigo-sarraceno e painço, leguminosas e milho, assim como massas e cereais sem glúten.

Os carboidratos se constituem de açúcares e amido. É importante incluir mais alimentos com muita fibra e basear as refeições em torno de alimentos como macarrão e pão sem glúten, batatas, arroz e polenta. Diminua a ingestão de doces e alimentos açucarados se estiver tentando perder peso ou estiver preocupado com a saúde dental.

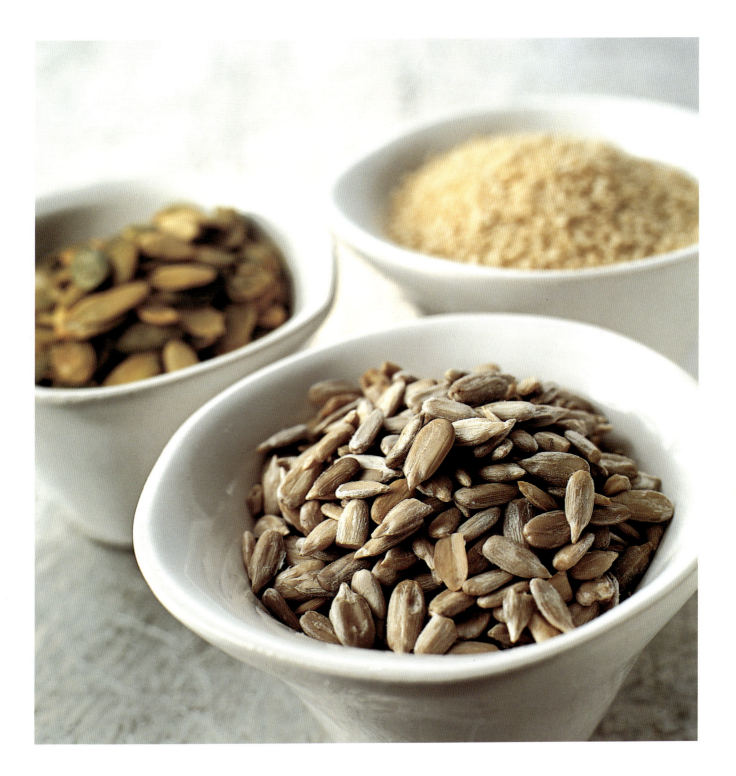

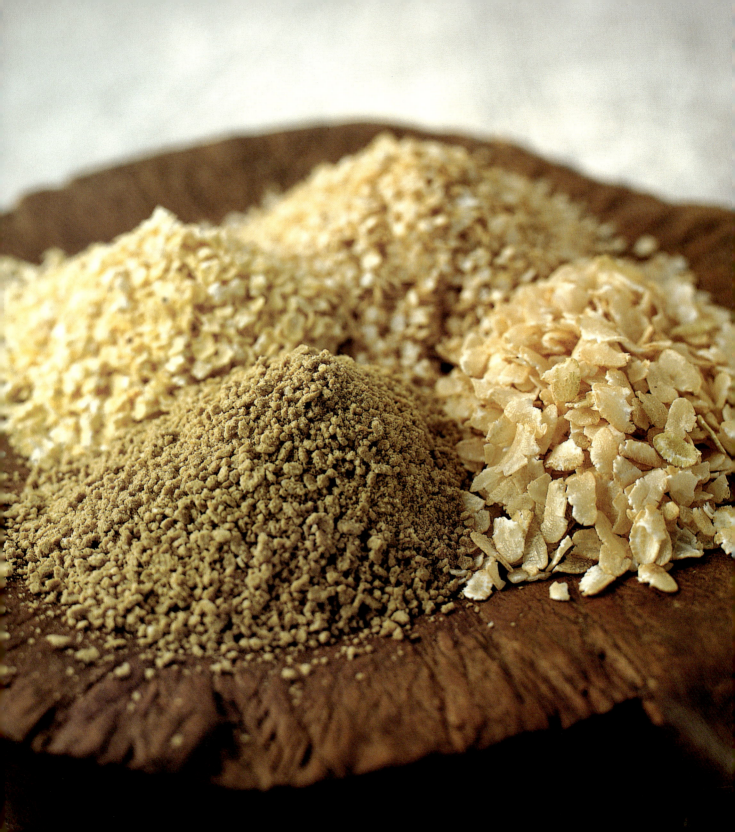

como cozinhar para um celíaco

Não se apavore com a ideia de cozinhar para um celíaco – as receitas deste livro não são mais complicadas do que as receitas com glúten. A realidade é que não há necessidade de preparar dois pratos diferentes se estiver cozinhando para um membro celíaco da família ou um convidado, porque as refeições sem glúten podem ser tão deliciosas quanto qualquer outra, particularmente quando são feitas com alimentos naturalmente sem glúten.

Verdade seja dita, um certo planejamento é necessário, pois você não vai conseguir comprar todas as farinhas especiais no mercadinho do bairro, mas você se surpreenderá com quão pouco esforço será necessário. Uma porção de peixe empanado com farinha de arroz ou um prato indiano com pão sem glúten será apreciado por todos. Lembre-se apenas de evitar contaminação enquanto estiver cozinhando. Por exemplo, se estiver preparando uma torta sem glúten, use farinha sem glúten para passar no rolo e mantenha todas as facas e outros utensílios de cozinha longe de produtos com glúten (ver página 13).

Converse com seus convidados antes de começar a planejar a refeição, verificando o que podem ou não comer. Pode ser bastante constrangedor, tanto para quem está recebendo como para o convidado, se não houver nada adequado para servir; mas, quando estiver à mesa, não crie uma celeuma em torno da dieta do seu convidado. Lembre-se de que convidar amigos para jantar é antes de mais nada um prazer.

Uma boa dica: se for convidado para uma festa e não tem certeza sobre que tipo de comida será servido, coma antes de ir – se houver algo na festa que você possa comer, será um bônus. Se não houver nada adequado, ao menos você não voltará esfomeado para casa.

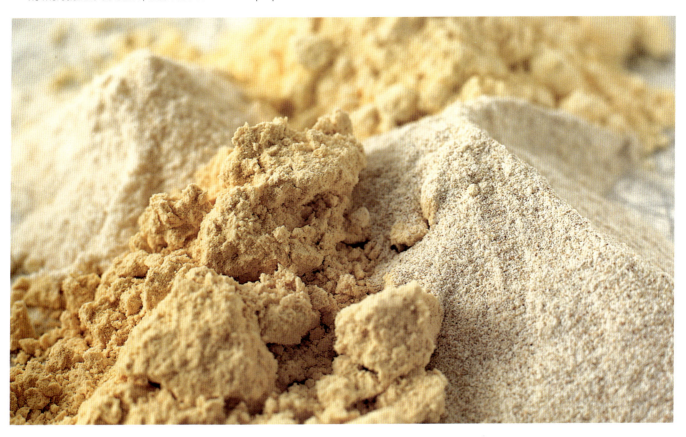

como alimentar a família

bebês

É recomendado que o glúten não seja introduzido na alimentação de qualquer bebê até que ele tenha pelo menos seis meses. Isso minimiza o risco de intolerância. O aleitamento materno, quando possível, é sempre a melhor opção. Purês de legumes, arroz e frutas amassadas são ótimas primeiras papinhas. Depois de seis meses você pode introduzir glúten, mas se houver um histórico de doença celíaca na família, seja mais vigilante para os sinais associados aos sintomas. Se estiver preocupado, consulte o pediatra o quanto antes.

crianças

É essencial que consulte um médico regularmente para orientações específicas sobre a dieta durante a infância, de modo a assegurar que as necessidades alimentares diárias para o crescimento e o desenvolvimento infantil sejam alcançadas.

Pode ser difícil para crianças celíacas entender que existem alguns alimentos que elas não podem consumir, por mais que sintam vontade. No entanto, nesses casos é preciso ser cruel para ser bom: ceder e deixá-los comer um biscoito com glúten, por exemplo, não é fazer um favor, muito pelo contrário. Que seu filho demonstre ou não sintomas de estar doente após comer aquele biscoito não é a questão – seu intestino delgado está sendo lesado e isso pode levar a problemas mais sérios a longo prazo.

Eduque e explique para seu filho a importância de comer apenas os tipos de alimento que não lhe fazem mal e de verificar se há glúten no produto quando não tiver certeza. Familiares e amigos próximos também devem entender bem a condição, para que não ofereçam sem querer para seu filho alimentos ou doces contendo glúten.

A escola de seu filho e as atividades que frequenta devem ser informadas sobre sua condição de saúde. Algumas escolas oferecem refeições sem glúten, mas, se não for o caso, um lanche ou almoço levado de casa vai mantê-lo satisfeito. Anos atrás, pão sem glúten era vendido em latas, e meus amigos (e eu mesma, na realidade) achavam difícil entender por que meu sanduíche era redondo![15]

É muito importante nessa idade que seu filho não se sinta diferente ou excluído só porque não pode comer certas comidas. Criar celeuma por isso só vai fazê-lo se sentir constrangido diante de seus amigos e colegas. A criança deve entender a importância de não comer escondido nenhuma das comidas proibidas, como certos doces ou bolos. Eu não era nenhum anjo quando era criança e tinha um fraco por biscoitos cobertos de chocolate. Fui pega em mais de uma ocasião tentando enfiar tantos biscoitos quanto podia na boca antes que meus pais pudessem pular de suas cadeiras para tirá-los à força da minha boca!

Isso não significa que crianças celíacas não podem comer doces: existem muitas opções por aí. Festas de aniversário são um grande evento na vida de uma criança – quando forem convidados para a festa de um amigo, ligue para a família antes da festa e pense em deixar uma sacolinha com doces que seu filho pode comer, para que ele não se sinta excluído quando todos os amigos estão enchendo a barriga com o bolo de aniversário. Se estiver oferecendo a festa de aniversário, por que não ter todo o menu adequado para celíacos? Assim ninguém precisa saber a diferença, e seu filho poderá comer o que quiser sem precisar checar com você no grande dia.

gravidez

Este tópico está fresco na minha cabeça enquanto meu filho de três meses se remexe no meu colo! De novo, é importante recorrer a seu médico para orientações específicas sobre dieta e saúde. É recomendado que todas as mulheres grávidas tomem suplementos de ácido fólico antes e durante a gravidez. Isso é de extrema importância para futuras mães celíacas, pois são mais suscetíveis à deficiência de ácido fólico. Contudo, sempre consulte seu médico antes de tomar suplementos adicionais, para garantir que não tome mais do que o recomendado – níveis altos demais de ácido fólico podem prejudicar você e seu bebê.

Durante a gravidez, as mulheres ficam mais conscientes das demandas nutricionais adicionais de seus corpos. Quando se tem doença celíaca, manter uma dieta saudável e bem-equilibrada torna-se ainda mais importante. O enjoo matinal pode fazer você se sentir como se estivesse comendo montanhas de alimentos com glúten, mas nunca fique tentada a engolir biscoitos ou bolos cheios de glúten para satisfazer seus desejos!

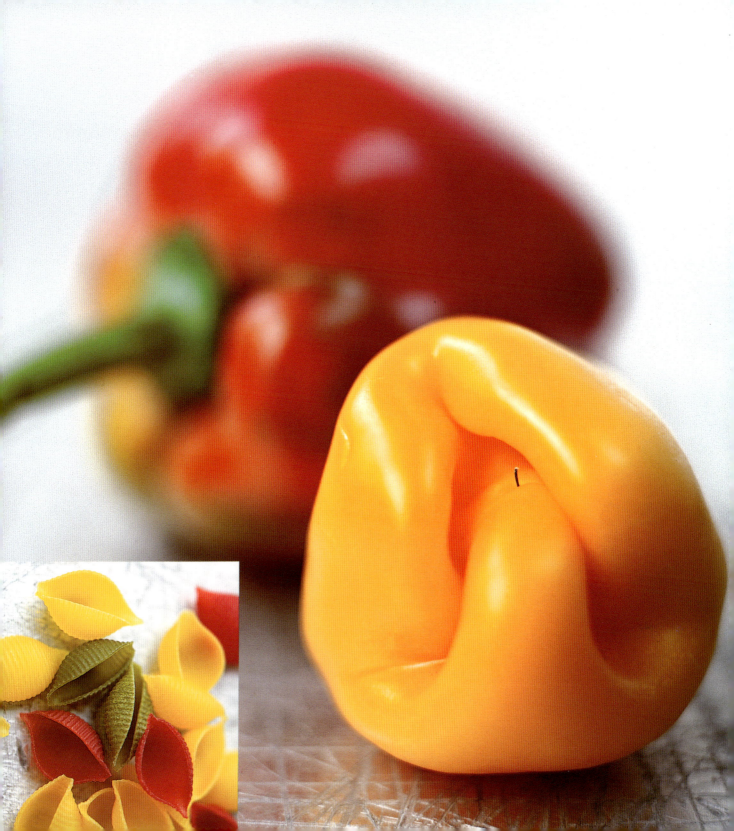

vegetarianos e veganos

Como uma dieta celíaca já é bastante restritiva, celíacos vegetarianos precisam tomar um cuidado adicional para evitar o risco de deficiências nutricionais, e você deve sempre recorrer a seu médico para orientações específicas. Como o leite e seus derivados são uma fonte importante de cálcio na dieta, o veganismo, no qual todos os produtos animais são excluídos, pode restringir drasticamente a ingestão de cálcio. Mas com um planejamento cuidadoso é possível ter uma dieta celíaca vegana ou vegetariana saudável e equilibrada.

A anemia é comum na doença celíaca. Por isso fontes de ferro, incluindo leguminosas, ovos, pães sem glúten fortificados e verduras verdes, são essenciais. Pode haver um aumento nas necessidades de vitamina B12 e ácido fólico, também associados à anemia. Produtos de soja fermentados e algas marinhas, como a espirulina, contêm bastante vitamina B12. Muitos alimentos veganos são suplementados com vitamina B12, mas podem conter glúten. Extrato de levedura, legumes e cereais fortificados são boas fontes de ácido fólico.

Outras fontes de proteína são os alimentos à base de soja, incluindo tofu, tempeh[16] e proteína vegetal texturizada. Existem também muitas alternativas ao leite que são à base de soja. O tofu é uma fonte de cálcio. O tofu cremoso é suave e pode ser usado em molhos e patês, enquanto o tofu firme pode ser marinado. O quorn, um produto alimentício à base de proteína fúngica, é outra fonte de proteína e ferro usada em dietas vegetarianas. Cereais sem glúten também fornecem vitaminas B, proteínas e carboidratos.

26   como alimentar a família

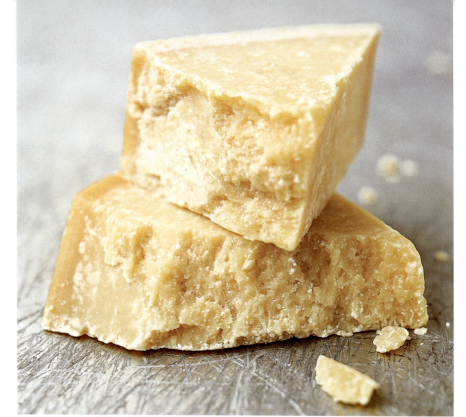

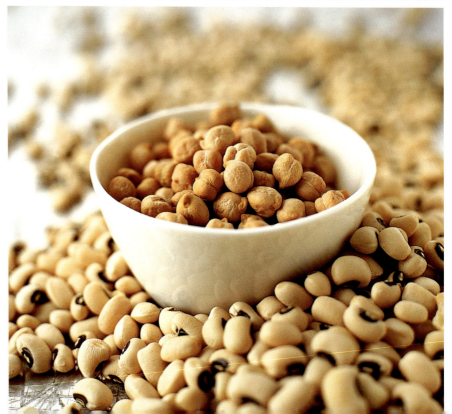

como comer fora de casa

Anos atrás, poucas pessoas já haviam ouvido falar da doença celíaca. Essa falta de conhecimento tornava difícil para os celíacos se sentirem à vontade para comer em restaurantes. Mas os tempos mudaram, e hoje a indústria alimentícia e o setor de serviços alimentares conhecem melhor a condição. Muitos chefs e restaurantes estão mais do que dispostos a cozinhar para celíacos e oferecer opções sem glúten.

Existem algumas orientações básicas para comer fora de casa que vão tornar sua vida mais fácil e prazerosa.

Primeiro, é recomendável ligar para o restaurante antes e, se possível, tentar falar com o chef. Bons restaurantes, que preparam todos os pratos com ingredientes frescos na própria cozinha, poderão lhe informar com exatidão os ingredientes de cada receita. Outros restaurantes, no entanto, podem usar molhos industrializados ou batatas em pó, por exemplo. É essencial verificar com o fabricante antes e confirmar o que é adequado para celíacos.

O chef deve ficar ciente da seriedade do problema e que não se trata apenas de uma dieta da moda! Não hesite em questionar o que tem em tudo. A mínima quantidade de farinha de trigo, por exemplo, pode ser o suficiente para causar problemas a um celíaco. Se muitos celíacos fizerem pressão sobre os restaurantes para que ofereçam pratos sem glúten, cada vez mais chefs ficarão cientes da condição, e isso só pode ser uma coisa boa. É preciso oferecer treinamento para ensinar novos chefs sobre a doença. Os funcionários de um restaurante não devem tentar adivinhar

o conteúdo dos pratos ou dar falsas garantias – peça que perguntem ao chef.

O freguês celíaco deve insistir sempre sobre a importância de a comida que for ingerir não conter glúten. Por exemplo, se for pedir um peixe, certifique-se de que não foi passado na farinha antes de ser frito, e que não há risco de contaminação cruzada por farinhas com glúten nos utensílios sendo utilizados para o preparo.

Outros itens do cardápio em geral podem ser adaptados para celíacos. Muitas sopas são à base de batata e, portanto, são naturalmente sem glúten; apenas verifique se não foram engrossadas com farinha. Alguns pratos podem em geral ser adaptados, como uma salada sem os croutons (mas verifique se o molho contém glúten). Se quiser pedir uma massa e tiver certeza de que o molho é seguro para comer, forneça à cozinha um pacote de macarrão sem glúten ao chegar. Não se esqueça de enfatizar que seu macarrão deve ser cozido em água limpa, e não na mesma água que foi usada para cozinhar o macarrão com glúten.

Desde que você avise com antecedência, é normalmente aceitável trazer seu próprio pão sem glúten para um restaurante – mas lembre-se de avisar o gerente para não criar uma situação constrangedora quando você tirar seu pacote da bolsa.

Alguns bons restaurantes perceberam que existe agora um mercado para refeições celíacas e enfatizam isso em seu cardápio. Há os que chegam até a oferecer pão sem glúten. Esses pequenos

extras são o que me fazem lembrar de um restaurante, e esses restaurantes sempre merecem uma segunda visita!

No cardápio de sobremesa haverá muitos doces que obviamente contêm glúten, como tortas e bolos. Mas não acredite que as outras opções, como os sorvetes ou merengues, por exemplo, são escolhas seguras. Verifique mais uma vez que sejam sem glúten. Se o sorvete veio de um fornecedor externo, é provável que contenha farinha, e aqueles merengues tentadores podem nunca ter começado a vida como claras em neve, mas, ao contrário, terem nascido em um pacote!

Se frequenta um bom restaurante local, vale a pena construir uma boa relação com o chef – em um sentido puramente culinário, é claro! Comer fora deve ser uma experiência agradável, e você não tem de passar a noite se preocupando se a comida serve ou não para você. Na dúvida, não coma – sendo celíaco, você provavelmente deve estar melhor informado sobre o que pode ou não comer do que o chef, por melhores que sejam as intenções dele.

Se estiver comprando pratos prontos de supermercados ou rotisserias, certifique-se de que os funcionários que estão servindo não contaminam os pratos sem glúten ao manusear comida com glúten com suas mãos ou talheres.

Finalmente, quando estiver de férias no exterior, é uma boa ideia escrever um bilhete na língua do país que vai visitar, explicando sua condição de saúde e a importância da comida sem glúten.

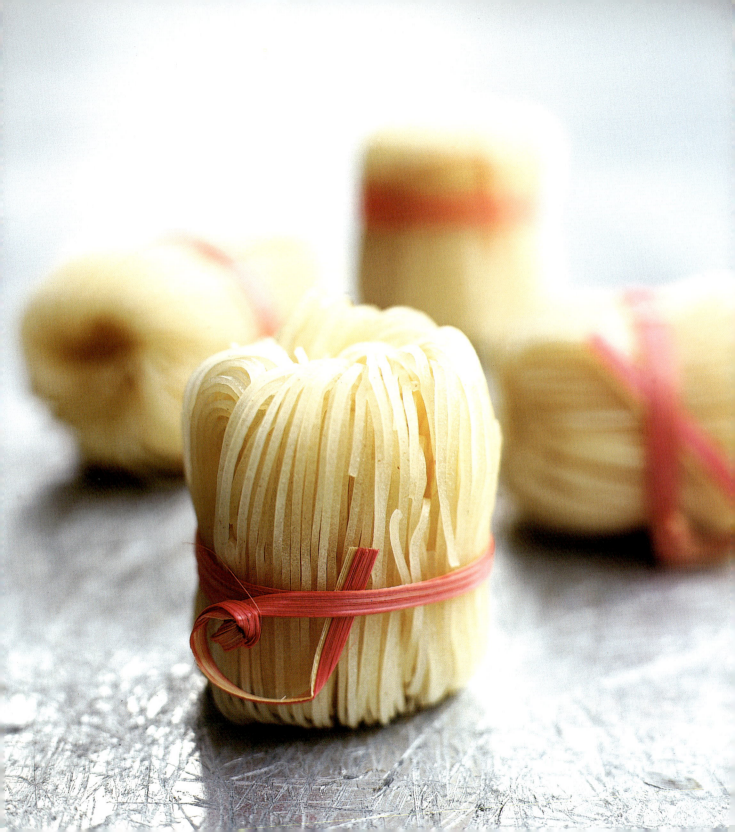

lanchonetes e *fast-foods*

Em geral, hambúrguer, linguiça e outras carnes processadas não são permitidas para os celíacos. Não confie nem nas batatas fritas. Batatas fritas congeladas podem estar cobertas de farinha; mas se foram preparadas no local, existe uma boa chance de serem adequadas. No entanto, é preciso estar 100% seguro de que foram fritas em óleo fresco, que não tenha sido usado para fritar uma comida empanada. Mesmo se não estiverem usando o mesmo óleo para as batatas fritas e ele tenha sido filtrado, existe ainda um risco alto de haver resíduos de glúten no óleo.

restaurantes italianos

Quando tiver determinado quais pratos não contêm glúten, você pode degustar deliciosos risotos cremosos com flores de abobrinha e cogumelos porcini, e polenta com molhos frescos de parmesão e gorgonzola. Já experimentei torrada de polenta servida com azeite como alternativa na entrada. Não se esqueça da maravilhosa variedade de saladas adequadas para celíacos, como a caprese, com tomate, mozarela e manjericão fresco, em geral servida com molho à base de azeite; mas preste atenção nos molhos mais cremosos e, lembre-se, nada de croutons. E existem muitas opções de pratos à base de vegetais.

restaurantes indianos

Acredite ou não, é uma ótima opção quando se tratar de um restaurante indiano autêntico, no qual todos os pratos são feitos com ingredientes frescos. Se não, os pratos podem ser preparados com molhos prontos, e o chef pode não saber se contêm ou não glúten. Além disso, se o chef usa especiarias frescas, ele pode ter certeza de que não foram adulteradas e misturadas com farinha – que pode não estar listada entre os ingredientes.

Em bons restaurantes, muitos pratos serão, portanto, adequados, pois usam iogurte natural nos pratos estilo tandoori e amêndoas em pó para engrossar kormas.

O arroz tradicional e os pratos do tipo pullao são em geral boas opções, assim como os paparis – verifique apenas se o óleo não foi usado para fritar alimentos contendo glúten, ou peça para que os seus sejam grelhados, em vez de fritos. Muitos dos pratos de carne ou vegetarianos serão bons, mas confira sempre, pois pode haver farinha adicionada sem que você se dê conta.

Pakoras e bajis de cebola são em geral feitos com farinha de grão-de-bico, que não contém glúten, mas sempre verifique se não houve adição de outra farinha. Podem ter acrescentado uma colher de sopa de farinha de trigo – o suficiente para causar problemas a celíacos. Muitos dos pratos feitos com leguminosas, como os dhals, serão aceitáveis para celíacos e também são maravilhosamente nutritivos.

Esqueça a maioria dos pães indianos, como poori, chapati e paratha – definitivamente fora da lista de alimentos permitidos, assim como as samosas. No entanto, você vai encontrar uma receita de pão naan sem glúten neste livro com o qual pode acompanhar seu curry. Verifique antes com o restaurante se você pode levar seu próprio pão – evite situações constrangedoras!

restaurantes chineses e tailandeses

O problema dos restaurantes chineses e dos tailandeses é saber quais pratos levam molho de soja. O molho japonês tamari, à base de soja, sal e água, adequado para celíacos, pode ser facilmente encontrado, mas a maior parte dos chefs acaba usando um tipo de molho de soja que leva trigo. Preste muita atenção! Você pode pensar que um pouquinho aqui e ali não vai ser um problema, mas haverá glúten suficiente para causar algum grau de inflamação nas vilosidades do intestino delgado.

Como em qualquer restaurante, é uma questão de confiança. Se o chef é compreensivo, entende a gravidade de servir glúten a um celíaco, ele pode facilitar as coisas e usar molho de soja tamari sem glúten. Alternativamente, se tiver certeza de que pode confiar, é possível pedir para que preparem o seu prato sem molho de soja. Pergunte se você pode levar seu próprio molho sem glúten para temperar sua comida.

Olhe a seleção de pratos à base de arroz ou opte por macarrão de arroz ou de feijão verde, que são ótimos para celíacos. Rolinhos primavera enrolados em folha de arroz são uma alternativa saborosa no lugar dos rolinhos primavera tradicionais. Alguns pratos serão cozidos com leite de coco, outra opção para celíacos, ou você pode optar por peixe ao vapor ou legumes com gengibre. Chips de camarão são uma boa opção para celíacos, mas de novo você deve ter certeza de que foram fritos em óleo sem resíduos de glúten.

como comprar alimentos sem glúten

Não há nada que se possa fazer quanto a isso: fazer compras para celíacos toma um pouco mais de tempo. Comprar ingredientes frescos, como frutas e verduras, não é um problema, porque você sabe que são adequados. No entanto, é preciso tomar um pouco mais de cuidado com os alimentos industrializados.

Molhos prontos e outros alimentos de congelados podem conter apenas uma pequena proporção de farinha (veja as listas nas páginas 12 e 13), mas ela está lá, e como resultado esses produtos devem ser evitados a todo custo – não importa quão tentadores possam parecer! É aqui que o seu *Guia de alimentos e bebidas sem glúten* ganha toda a sua utilidade (ver página 15) – use-o para checar que produtos são realmente isentos de glúten. O guia fornece uma extensa lista sobre o que é "seguro" comer – mas não se esqueça de atualizá-lo regularmente, no mínimo uma vez por mês. As novas regulamentações sobre rotulação de alimentos (ver página 12) também vão facilitar e tornar mais segura a escolha de produtos alimentícios.

Vale a pena insistir que "sem trigo" e "sem glúten" não são expressões intercambiáveis, portanto nunca confie nesse método de rotulação.

como encontrar fontes confiáveis de ingredientes sem glúten

No Reino Unido, em dois anos o mercado sem glúten cresceu cerca de 400%. Fabricantes especialistas em produtos sem glúten oferecem agora uma grande variedade de molhos e refeições prontas. Muitos dos maiores supermercados do país dispõem hoje de seções especiais que oferecem, entre outros itens, misturas de farinhas, pães, bolos e biscoitos sem glúten. Algumas das farinhas especificadas neste livro podem ser encontradas nessas seções especializadas, mas outras não. Como acreditam que não há demanda suficiente para um tipo de farinha específico, as lojas optam por não tê-la em estoque; mas cabe a nós, consumidores, pedir sempre, para que os responsáveis por esses estabelecimentos percebam que existe, sim, mercado para isso. Se for difícil encontrar farinhas sem glúten nos supermercados, boas lojas de alimentos naturais, se não tiverem todos os tipos em estoque, devem conseguir encomendar sem dificuldade. (Veja a lista de fornecedores no final do livro.)

Sobre as lojas de alimentos naturais: se aquela onde você compra opera com uma política de venda a granel, na qual você se serve sozinho e depois pesa, é importante ter certeza absoluta de que a colher usada para as farinhas sem glúten não foi usada também para as farinhas com glúten. Mantenha-se sempre alerta aos perigos da contaminação cruzada.

Se você mora perto de lojas de comida asiática, vai descobrir que eles oferecem algumas das farinhas isentas de glúten. Como sempre, é preciso garantir que vieram de fontes "seguras" e não foram contaminadas com outras farinhas.

Uma outra opção é encontrar um fornecedor e encomendar pelo correio ou comprar pela internet. (Ver os fornecedores listados no final deste livro.)[17]

lanches sem glúten para quando estiver fora de casa

Se estiver planejando um passeio mais longo, é sempre uma boa ideia levar um lanchinho sem glúten para o caso de decidir parar para um café, como costuma ser o caso quando vou às compras com a minha irmã. Nem todas as lanchonetes terão produtos sem glúten,[18] então apenas mencione por que trouxe sua própria comida, ou as pessoas podem não ver com bons olhos você comendo algo que não foi comprado no local. A outra opção, é claro, é esconder seu lanche sem glúten atrás do seu guardanapo e tentar comê-lo assim… perfeitamente óbvio para todos na lanchonete, menos para você!

Sempre tenha um pacotinho de lanche e bebidas (procure evitar os processados) se for viajar por períodos mais longos – especialmente quando não sabe que tipo de restaurantes ou lanchonetes encontrará nos aeroportos, rodoviárias ou na beira da estrada. Embora as opções estejam cada vez melhores, você pode descobrir que a única comida apropriada é um pedaço de fruta.

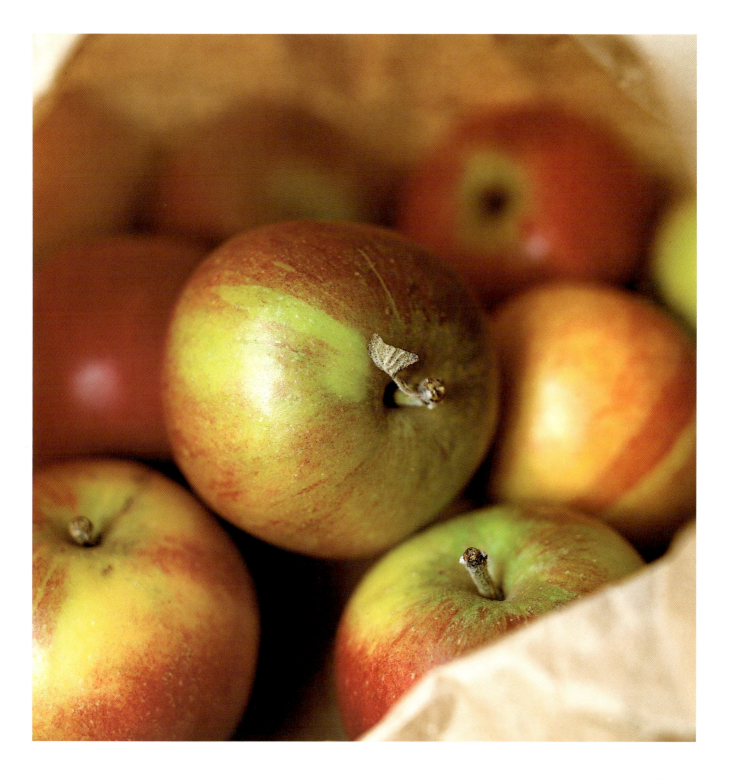

da chef

Respondendo a inúmeros pedidos ao longo de vários anos, criamos no ano 2000 o primeiro curso de gastronomia para celíacos na Ballymaloe Cookery School.

Nossos cursos são invariavelmente recebidos de maneira positiva e entusiástica pelos participantes, mas nessa ocasião houve um elemento extra que realmente me tocou: uma imensa gratidão. Os alunos que participaram do curso estavam entusiasmados para experimentar as comidas sem glúten, já que muitos encaravam seu diagnóstico de celíaco como uma "sentença para a vida", marcada de refeições sem graça e monótonas, e estavam realmente convencidos de que nunca mais iriam poder degustar algo saboroso novamente.

Ao contrário, a Rosemary mostrou-lhes que tinham agora a oportunidade de embarcar em uma dieta muito mais saudável e nutritiva, e certamente não menos saborosa, e que além de tudo permite ampliar os horizontes gastronômicos e descobrir ingredientes novos e deliciosos.

Rosemary adora cozinhar, e dá para perceber. Ela já ficou horas seguidas em sua cozinha testando receitas para compartilhar com outros celíacos. Pelo menos uma em cada cem pessoas no mundo é celíaca, e os números estão crescendo a um ritmo alarmante, principalmente como resultado de ser uma condição cada vez mais conhecida e estudada. Oferecer opções para celíacos é um mercado considerável e crescente, que chefs e restaurantes consideram muito raramente quando estão planejando seus cardápios. Se ao menos soubessem como os celíacos ficam agradecidos quando veem suas necessidades atendidas! O boca a boca corre rápido, e aqueles que de fato oferecem boas opções sem glúten serão logo procurados por celíacos animados e encantados.

Como começar? Estocando sua despensa com produtos para celíacos e habituando-se a entender como usar os ingredientes, de modo a conseguir compor pratos deliciosos em minutos. Fizemos uma lista de produtos essenciais para sempre ter em estoque. No entanto, em uma residência onde apenas uma pessoa é celíaca, se for possível procure reservar um armário só para os ingredientes sem glúten.

ingredientes para ter na despensa

* Farinhas de: milho (fubá), arroz, soja, grão-de-bico e de linhaça
* Trigo-sarraceno
* Polvilho (doce e azedo), fécula de batata e amido de milho
* Goma xantana, emustab[19] e gelatina em pó sem sabor
* Bicarbonato de sódio, fermento químico sem glúten, cremor de tártaro
* Leite em pó
* Lecitina de soja (produto da soja que pode ser encontrado em lojas de comida natural. É rica em fosfatidilcolina, um importante nutriente no controle da gordura que ajuda o corpo a converter gordura em energia em vez de armazená-la como gordura corporal. Verifique se não é transgênica.)
* Fermento biológico seco
* Castanhas, nozes, amêndoas e outros frutos oleaginosos
* Flocos de painço, amaranto em flocos e quinoa real
* Farelo e flocos de arroz
* Frutas secas
* Extrato de baunilha
* Folha de arroz (bánh tráng)
* Macarrão de arroz (bifum)

* Macarrão sem glúten (penne, talharim, lasanha, entre outros.)
* Leguminosas secas (ervilhas, lentilhas, grão-de-bico, feijões)
* Chocolate amargo da melhor qualidade (mínimo 70% de cacau)
* Óleos e vinagres, incluindo óleo de gergelim
* Mostarda de Dijon sem glúten
* Temperos puros, incluindo pimenta--do-reino, em grãos, preta e branca (certifique-se de usar pimenta branca pura, ou verificar em seu Guia de alimentos e bebidas sem glúten as marcas que são passadas na farinha)
* Molho tamari
* Molho de peixe (nam plá)
* Paparis sem glúten

Uma última coisa: uma análise nutricional é oferecida ao final de cada receita; então, se estiver preocupado com perda de peso ou questões de saúde, por favor, escolha apropriadamente. Por exemplo, acreditamos que seria errado tentar cortar completamente toda gordura animal. A gordura da carne de vaca, por exemplo, é necessária para que apreciemos a carne, que fica assim suculenta e saborosa, enquanto uma bela camada de gordura em volta do porco é essencial para dar gosto aos pratos. No entanto, se está preocupado com a gordura, escolha cortes mais magros.

A percepção é tudo, e poucas pessoas esperam que comida de celíacos seja tão boa como comida de não celíacos. Rosemary provou que o contrário é verdadeiro – e todas as receitas deste livro podem ser apreciadas por toda a família e pelos amigos. Algumas são melhores para refeições rápidas e simples, outras são perfeitas para um jantar entre amigos e até para festas mais sofisticadas. Mas todas são deliciosas!

da chef 33

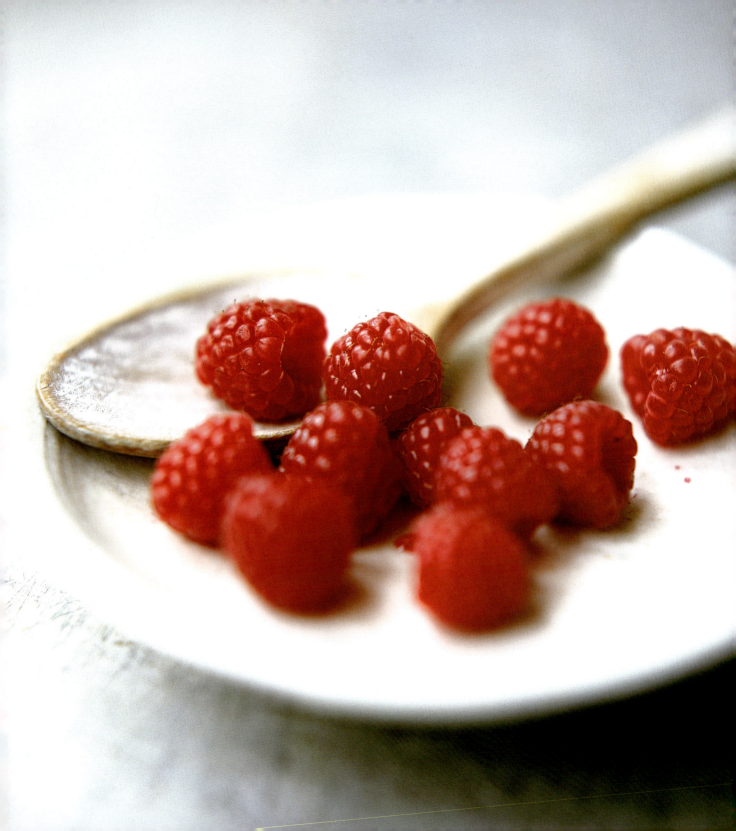

1

cafés da manhã e brunches

granola

Granola feita em casa é uma delícia com leite gelado e banana e é uma ótima maneira de garantir toda a energia de que você precisa para começar bem o dia.

175 g de mel
125 mℓ de óleo de girassol
425 g de flocos de arroz
110 g trigo-sarraceno torrado
110 g de avelãs torradas
75 g uva-passa sem semente
40 g de farelo de arroz
40 g de flocos de painço
25 g de damascos ou tâmaras secas, picados

Para servir
Bananas fatiadas

Serve 10 pessoas.

Preaqueça o forno a 180 °C.

Misture o mel e o óleo em uma panela. Aqueça apenas o suficiente para derreter o mel. Adicione aos flocos de arroz. Espalhe uma fina camada dessa mistura em uma assadeira e leve ao forno por 20 a 30 minutos, virando frequentemente e cuidando para que os cantos não queimem. A mistura deve ficar dourada e tostada, e não torrada!

Deixe esfriar e acrescente o trigo-sarraceno, as avelãs, as passas, o farelo de arroz, os flocos de painço e os damascos ou tâmaras.

Guarde em um recipiente bem fechado por até 2 semanas.

POR PORÇÃO: 389 KCAL, 23 G GORDURAS, 3 G GORDURAS SATURADAS, 42 G CARBOIDRATOS, 0,06 G SÓDIO, 33 MG CÁLCIO.

müsli

Este müsli é uma opção maravilhosa para o café da manhã. Nós simplesmente adoramos com um bom iogurte natural orgânico. Além de delicioso, é nutritivo e rico em fibras!

75 g de avelãs
50 g de sementes de girassol
50 g de amêndoas laminadas
50 g de castanhas-de-caju
100 g de farelo de arroz
60 g de açúcar mascavo
50 g de sementes de abóbora
50 g de uvas-passas
25 g de coco ralado
2 colheres de sopa de lecitina de soja (opcional)

Rende de 10 a 12 porções.

Preaqueça o forno a 180 °C.

Espalhe as avelãs em uma assadeira e leve ao forno até que a pele comece a soltar. Esfregue com uma toalha limpa para tirar a pele e corte cada avelã ao meio.

Espalhe as sementes de girassol em outra assadeira e leve ao forno por 5 a 10 minutos, até que fiquem ligeiramente tostadas. Repita o processo com as amêndoas e depois com as castanhas-de-caju. (Não misture tudo na mesma assadeira, pois cada ingrediente leva um tempo diferente para tostar).

Coloque o farelo de arroz em uma tigela grande, acrescente os outros ingredientes e misture bem.

Sirva com frutas e leite gelado ou iogurte. Guarde o müsli em um recipiente bem fechado – pode ser armazenado por até 3 semanas em local fresco.

POR PORÇÃO: 260 KCAL, 18 G GORDURAS, 3 G GORDURAS SATURADAS, 18 G CARBOIDRATOS, 0,01 G SÓDIO, 43 MG CÁLCIO.

barras de cereais

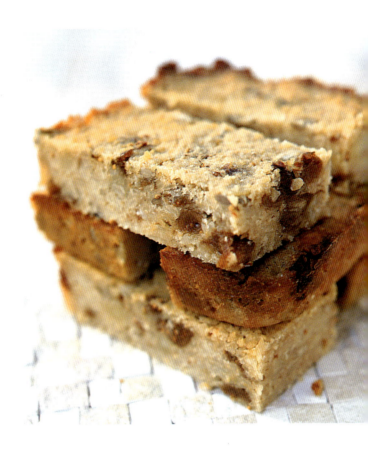

Não há substituto para um café da manhã saudável, mas algumas pessoas simplesmente preferem pular essa refeição. Estas barras de cereais são opções nutritivas para quem está com pressa e também são ótimas para comer na hora do lanche.

225 g de flocos de arroz
200 mℓ de suco de maçã (orgânico se possível)
75 g de manteiga
40 g de açúcar mascavo
2 ovos (de preferência caipiras)
25 g de amêndoas picadas
25 g de sementes de girassol
60 g de figos secos picados
50 g de tâmaras picadas

Forma de 28 cm × 18 cm forrada com papel-manteiga.

Rende 12 barras.

Preaqueça o forno a 180 °C.

Coloque os flocos de arroz em uma tigela e cubra com o suco de maçã. Deixe de molho por pelo menos 1 hora ou quando todo o suco de maçã tiver sido absorvido pelos flocos de arroz.

Bata a manteiga e acrescente o açúcar. Continue a bater até obter um creme claro e leve. Em outra tigela, bata os ovos e adicione aos poucos ao creme de manteiga. Bata tudo até ficar bem cremoso. Acrescente os flocos de arroz embebidos no suco de maçã, as amêndoas, as sementes de girassol, os figos e as tâmaras.

Espalhe a mistura na assadeira forrada, alise com uma espátula e leve ao forno por 25 minutos, até dourar. Deixe esfriar na assadeira e corte em 12 pedaços.

Guarde em um recipiente bem fechado e consuma em uma semana.

POR BARRA: 148 KCAL, 9 G GORDURAS, 4 G GORDURAS SATURADAS,
14 G CARBOIDRATOS, 0,08 G SÓDIO, 32 MG CÁLCIO.

cafés da manhã e brunches

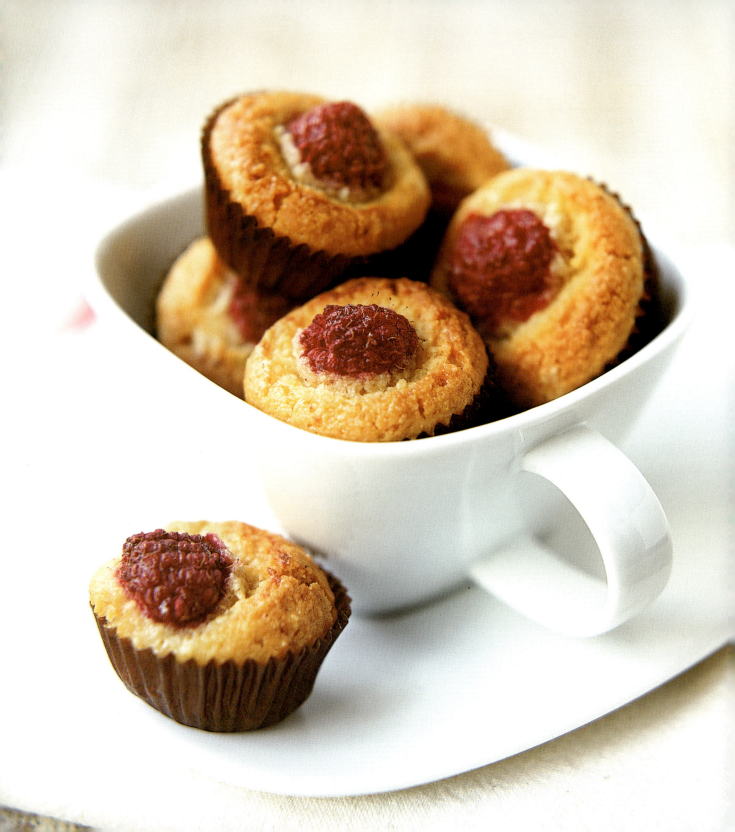

muffins de framboesa

Esta receita de muffins é mais leve que as clássicas de mirtilo. Os bolinhos de framboesa assados em forminhas pequenas são deliciosos para servir com café.

175 g de manteiga
75 g de farinha de amêndoa
1 ½ colher de sopa de raspas de limão
140 g de açúcar de confeiteiro sem glúten, peneirado, e um pouco mais para polvilhar (opcional)
2 colheres de sopa de farinha de milho (fubá) peneirada
3 colheres de sopa de amido de milho peneirado
5 claras de ovo (de preferência caipiras)
175 g de framboesas frescas

Forma para muffins forrada com forminhas de papel.

Rende 16 muffins médios ou 24 míni muffins.

Preaqueça o forno a 200 °C.

Derreta a manteiga em uma panela até que comece a dourar.

Misture a farinha de amêndoa, as raspas de limão, o açúcar de confeiteiro, a farinha de milho e o amido de milho em uma tigela grande e adicione a manteiga derretida. Misture delicadamente e acrescente as claras levemente batidas.

Distribua a massa nas forminhas de papel e enfeite com framboesas.

Leve ao forno por 25 minutos, até que estejam dourados e macios.

Deixe esfriar e, se quiser, polvilhe com um pouco mais de açúcar de confeiteiro antes de servir.

POR MUFFIN: 99 KCAL, 7 G GORDURAS, 3 G GORDURAS SATURADAS, 8 G CARBOIDRATOS, 0,06 G SÓDIO, 20 MG CÁLCIO.

müsli de maçã e avelã

Uma versão de müsli sem glúten deliciosa e nutritiva. O creme de leite e o açúcar são para quando estiver se sentindo em paz com sua dieta.

100 g de flocos de arroz
200 mℓ de leite
2 maçãs grandes
75 g de avelãs torradas e picadas
1 ou 2 colheres de chá de mel

Para servir
Creme de leite fresco
Açúcar demerara

Serve 2 pessoas.

Coloque os flocos de arroz em uma tigela e cubra com leite. Tampe e leve à geladeira por 1 hora para que os flocos absorvam todo o líquido.

Enquanto isso, rale as maçãs, incluindo a casca, usando o lado mais grosso do ralador. Retire as sementes.

Adicione as avelãs e o mel aos flocos de arroz e então misture a maçã ralada. Experimente para ver se precisa de um pouco mais de mel. Você também pode acrescentar mais leite se a mistura estiver grossa demais.

Sirva o müsli em duas tigelas. Fica delicioso com um pouco de creme de leite fresco e açúcar demerara.

POR PORÇÃO (EXCLUINDO O CREME E O AÇÚCAR): 420 KCAL, 27,8 G GORDURAS, 3 G GORDURAS SATURADAS, 33,4 G CARBOIDRATOS, 0,1 G SÓDIO, 183 MG CÁLCIO.

crumpets

Estas típicas panquecas inglesas são preparadas em minutos com ingredientes que você provavelmente tem na despensa. Crumpets são a solução ideal para quando um amigo aparece em casa e você não tem nada para oferecer. Esta versão foi adaptada de uma receita de Florence Bowe.

150 g de farinha de arroz
75 g de polvilho doce
1 colher de chá de goma xantana
¼ colher de chá de sal
½ colher de chá de bicarbonato de sódio
1 colher de chá de cremor de tártaro
50 g de açúcar
25 g de manteiga
2 ovos (de preferência caipiras)
225 ml de leite

Rende cerca de 15 panquecas.

Misture os ingredientes secos em uma tigela e adicione a manteiga. Quebre os ovos no centro, acrescente um pouco do leite e bata com um fouet, de modo que a farinha seja incorporada aos poucos. Quando metade do leite tiver sido adicionado, bata até aparecerem bolhas de ar. Acrescente o restante do leite e deixe descansar por 1 hora. (Os crumpets ficam geralmente mais leves se a massa descansa um pouco, mas se precisar fritá-los imediatamente, o resultado será aceitável.)

Coloque meia concha de massa em uma frigideira antiaderente quente e vire quando aparecerem bolhas. Deixe dourar o outro lado. (Em geral é preciso mais de uma tentativa para acertar a temperatura). Sirva imediatamente com manteiga e geleia caseira ou, melhor ainda, com doce de maçã.

POR CRUMPET: 100 KCAL, 3 G GORDURAS, 1 G GORDURAS SATURADAS, 17 G CARBOIDRATOS, 0,25 G SÓDIO, 33 MG CÁLCIO.

ulster fadge ou pão de batata

Já que Rosemary é de Derry, no norte da Irlanda, tivemos de incluir aqui um pão de batata – o prato que faz brilhar os olhos de qualquer pessoa da província irlandesa de Ulster!

40 g de manteiga
1 ovo (de preferência caipira) levemente batido
700 g de purê de batata quente
25 g de fécula de batata
Sal e pimenta-do-reino moída na hora
Fécula de batata temperada para empanar
Manteiga ou azeite extravirgem para fritar

Rende 10 pães.

Misture a manteiga e o ovo com o purê de batata quente. Acrescente a fécula de batata, o sal e a pimenta-do-reino a gosto. Bata tudo até obter uma massa lisa e sem grumos. Deixe a massa esfriar e então forme 10 ou 12 porções. Espalhe fécula de batata sobre a superfície de trabalho e, com um rolo, abra cada porção em forma de quadrado de 10 cm × 10cm.

Passe cada quadrado na fécula de batata temperada e cozinhe segundo um dos métodos a seguir:

Derreta um pouco de manteiga ou aqueça o azeite extravirgem em uma frigideira e coloque o pão de batata. Use uma faca para fazer um corte superficial na diagonal de cada quadrado – prestando atenção para não cortar completamente. Cozinhe em fogo baixo por cerca de 4 ou 5 minutos de cada lado até ficar dourado e crocante.

Alternativamente, preaqueça o forno a 180 °C, coloque os quadrados de pão de batata em assadeiras e faça uma marca na diagonal como antes. Leve ao forno por 15 a 20 minutos.

Sirva com Ulster Fry (prato típico da região, com bacon, ovos, linguiça e tomate) ou simplesmente com manteiga derretida.

POR PORÇÃO: 127 KCAL, 7 G GORDURAS, 4 G GORDURAS SATURADAS, 14 G CARBOIDRATOS, 0,29 G SÓDIO, 10 MG CÁLCIO.

panquecas americanas

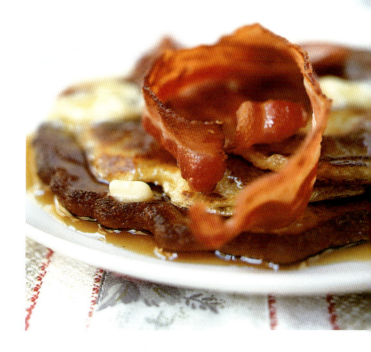

Xarope de bordo e bacon são os acompanhamentos clássicos para estas panquecas, mas cream cheese com salmão ou cavala defumados, ou mesmo linguiças, também são deliciosos.

175 ml de leite azedo (buttermilk)
1 ovo (de preferência caipira)
15 g de manteiga derretida
50 g de polvilho doce
25 g de fubá
1 pitada de sal
1 colher de chá de bicarbonato de sódio
Manteiga clarificada (ver página 112)

Para servir
Bacon frito
Xarope de bordo

Rende de 14 a 15 panquecas de 7 cm de diâmetro.

Bata o leite azedo com o ovo e a manteiga derretida em uma tigela grande, até que a mistura fique bem homogênea. Em uma outra tigela, peneire o polvilho, o fubá, o sal e o bicarbonato de sódio e adicione aos poucos ao leite batido de modo a umedecer os ingredientes secos – não se preocupe com os grumos.

Aqueça uma frigideira antiaderente em fogo médio. Unte com um pouco de manteiga clarificada. Coloque uma bela colherada de massa na frigideira e espalhe com as costas da colher.

Vire as panquecas delicadamente quando aparecerem bolhas. Deixe dourar do outro lado. Remova e mantenha aquecida. Continue até que toda a massa tenha sido usada.

Passe manteiga em cada panqueca e sirva três por pessoa com o xarope de bordo.

POR PANQUECA: 38 KCAL, 2 G GORDURAS, 1 G GORDURAS SATURADAS, 5 G CARBOIDRATOS, 0,18 G SÓDIO, 18 MG CÁLCIO.

kedgeree

Este prato britânico típico, de origem indiana, remete aos cafés da manhã no campo, que costumam ser verdadeiros banquetes. Esta é uma versão bem rica; se preferir algo mais frugal, omita a manteiga e o creme de leite – mas seria um pecado.

450 g de salmão selvagem ou orgânico ou 225 g de salmão e 225 g de cavala ou hadoque defumados
225 g de arroz
3 ovos (de preferência caipiras)
150 mℓ de creme de leite fresco
40 g de manteiga
3 colheres de sopa de salsinha picada
1 ½ colher de sopa de cebolinha picada
Sal e pimenta-do-reino moída na hora
1 pitada de pimenta-de-caiena

Serve de 6 a 8 pessoas.

Se for usar apenas salmão, coloque a peça em uma panela grande o suficiente para seu tamanho e cubra com água fervente salgada (use 1 colher de sobremesa de sal para 600 mℓ de água). Deixe ferver, abaixe o fogo, tampe e deixe cozinhar por 20 minutos. Apague o fogo, tampe e aguarde alguns minutos antes de tirar da água. Deixe esfriar.

Enquanto isso, cozinhe o arroz em água fervente salgada por cerca de 8 a 10 minutos e escorra. Cozinhe os ovos em água fervente salgada por 10 minutos. Jogue fora a água e resfrie-os imediatamente sob água fria corrente. Descasque e corte em pedaços.

Retire a pele e as espinhas do peixe e desfie em pequenos pedaços.

Aqueça o creme de leite e a manteiga em uma panela e coloque a salsinha e a cebolinha. Assim que começar a ferver, adicione o arroz, o peixe e os ovos cozidos. Tempere com sal, pimenta--do-reino e uma pitada de pimenta-de-caiena. Misture devagar. Experimente e ajuste o tempero se necessário. Sirva em um prato quente acompanhado de pão sem glúten fresco ou com torradas sem glúten com manteiga.

POR PORÇÃO: 420 KCAL, 23 G GORDURAS, 9 G GORDURAS SATURADAS, 34 G CARBOIDRATOS, 0,15 G SÓDIO, 64 MG CÁLCIO.

batatas com bacon

Um prato perfeito para um brunch. É também muito bom servido com lascas de salmão defumado de boa qualidade, de preferência orgânico, e cebolinhas.

450 g de batatas descascadas
150 g de cebolas descascadas
Sal e pimenta-do-reino moída na hora
2 ovos (de preferência caipiras) batidos
1 colher de sopa de fécula de batata
1 colher de sopa de cebolinha picada
75 g de queijo cheddar curtido ralado
4 a 6 colheres de sopa de azeite
8 fatias de bacon fritas
Salsinha para decorar

Serve 4 pessoas.

Usando o lado grosso do ralador, rale as batatas e as cebolas. Coloque em um escorredor e polvilhe um pouco de sal. Deixe escorrer por 30 minutos. Depois, esprema o excesso de líquido e seque com papel toalha.

Em uma tigela, bata levemente os ovos. Adicione a fécula de batata, a cebolinha e o queijo ralado. Junte as batatas e as cebolas raladas e misture bem. Tempere com sal e pimenta-do--reino moída na hora.

Aqueça um pouco de azeite em uma frigideira antiaderente e frite um pouquinho da mistura. Experimente e ajuste o tempero se necessário. Quando estiver satisfeito com o sabor, aqueça um pouco mais de azeite e coloque uma colherada da mistura na frigideira. Aperte um pouco com a escumadeira e frite até dourar. Vire e cozinhe do outro lado. Continue a fritar a mistura dessa maneira, atentando para não encher demais a frigideira.

Essas batatas podem ser mantidas quentes no forno bem baixo por até 30 minutos, desde que destampadas. Sirva duas porções por pessoa em pratos quentes acompanhadas de duas fatias de bacon frito na hora. Decore com salsinha.

POR PESSOA: 466 KCAL, 29 G GORDURAS, 10 G GORDURAS SATURADAS, 28 G CARBOIDRATOS, 1,36 G SÓDIO, 175 MG CÁLCIO.

congee com frango, camarão e cogumelos

Congee é uma espécie de mingau de arroz – o prato típico de café da manhã na China, em geral servido com palitos de torrada. Adoramos como sopa, variando os complementos.

225 g de arroz jasmim, bem lavado e escorrido
2 ℓ de água
100 g de camarão
100 g de peito de frango cozido e desfiado
1 colher de chá de gengibre ralado
1 pimenta vermelha bem picadinha (opcional)
100 g de cogumelos fatiados
Óleo vegetal
Sal e pimenta-do-reino moída na hora
1 ou 2 colheres de sopa de óleo de gergelim
2 colheres de sopa de cebolinhas picadas na diagonal
2 colheres de sopa de folhas de coentro

Serve de 4 a 6 pessoas.

Coloque o arroz em uma panela, cubra com água e deixe ferver. Diminua o fogo, tampe e deixe cozinhar por 30 a 40 minutos, ou até que esteja bem cozido e ainda com água. Acrescente os camarões, o frango desfiado, o gengibre e a pimenta e cozinhe por mais 4 ou 5 minutos.

Enquanto isso, refogue os cogumelos em uma frigideira quente com bem pouco óleo. Tempere com sal e pimenta-do-reino moída na hora. Acrescente os cogumelos ao arroz, regue com óleo de gergelim e salpique com as cebolinhas e o coentro. Experimente e ajuste o tempero se necessário.

POR PORÇÃO: 293 KCAL, 4 G GORDURAS, 1 G GORDURAS SATURADAS, 49 G CARBOIDRATOS, 1,08 G SÓDIO, 91 MG CÁLCIO.

mingau de arroz

Os escoceses sabem bem o que é uma comida boa e nutritiva: o mingau de arroz tem sustentado a nação por séculos de invernos frios. Esta é uma excelente maneira de começar o dia sem glúten!

40 g de flocos de arroz integral
1 pitada de sal
250 mℓ de leite
2 colheres de chá de farelo de arroz
15 g de manteiga

Para servir
Creme de leite ou leite
Açúcar mascavo

Serve 2 pessoas.

Coloque os flocos de arroz em uma peneira e lave-os sob água fria corrente. Transfira os flocos de arroz lavados para uma tigela e cubra com água fria. Deixe de molho por 3 ou 4 minutos. Escorra bem.

Leve os flocos de arroz hidratados para uma panela, acrescente o sal, o leite, o farelo de arroz e um pouco de manteiga. Cozinhe por 5 minutos, mexendo ocasionalmente.

Sirva com creme de leite ou leite e açúcar mascavo derretendo por cima.

POR PORÇÃO: 161 KCAL, 10 G GORDURAS, 6 G GORDURAS SATURADAS, 12 G CARBOIDRATOS, 0,35 G SÓDIO, 171 MG CÁLCIO.

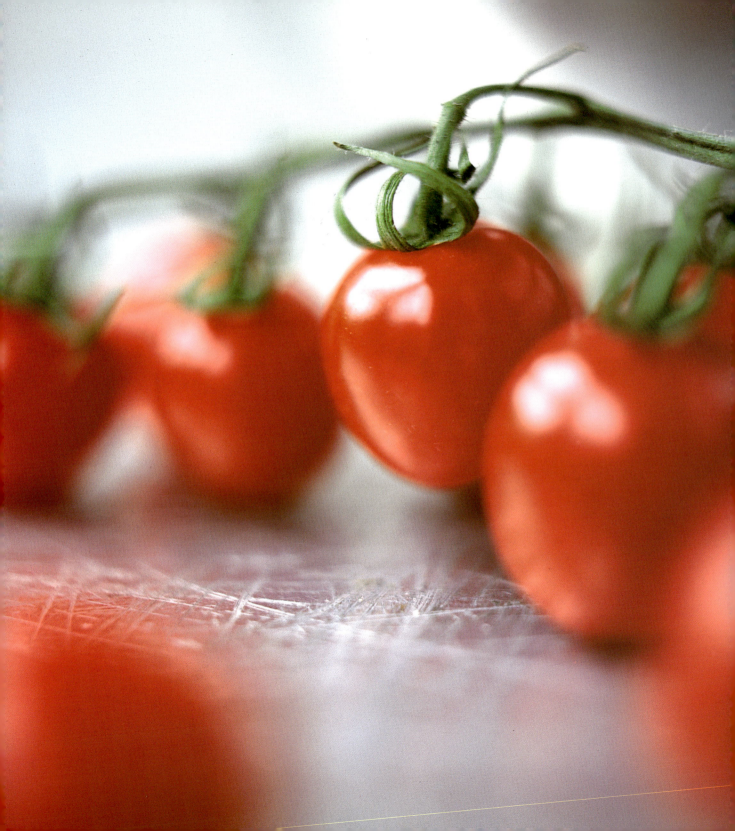

2

sopas e saladas

sopa fria de amêndoas com uvas e vinagre de xerez do Moro

Sam Clarke, do famoso restaurante Moro, em Londres, nos ensinou a fazer esta sopa. Aqui está nossa versão sem glúten!

225 g de amêndoas inteiras sem casca
700 mℓ de água gelada
75 g de pão branco sem glúten amanhecido (ver página 118), sem casca
3 dentes de alho
1 colher de chá de sal
3 colheres de sopa de vinagre de xerez
3 colheres de sopa de azeite
225 g de uvas brancas, de preferência moscatel, cortadas ao meio

Serve 4 pessoas.

Moa as amêndoas em um processador até obter a consistência mais fina possível. (Quando as amêndoas são moídas por muito tempo, ficando úmidas e mornas, elas desenvolvem um maravilhoso sabor de marzipã, o que torna essa sopa muito especial.) A essa altura, elas devem grudar nos lados do recipiente. Desligue o processador, solte-as e acrescente 5 colheres de sopa de água gelada. Ligue a máquina e as amêndoas devem formar uma bola de massa firme o suficiente para girar em torno de si mesma. Acrescente então o pão sem glúten e um pouco mais de água gelada para formar um líquido cremoso. Continue a processar por mais um minuto.

Soque o alho com o sal até formar uma pasta e acrescente à sopa com o vinagre de xerez. Bata até ficar homogêneo. Acrescente o azeite e junte aos poucos o restante da água gelada até obter um bom equilíbrio entre as amêndoas, o alho e o vinagre. Deixe a sopa na geladeira por pelo menos 1 hora. (Caso prefira preparar a sopa na véspera, acrescente o alho e o azeite apenas no dia de servir.) Experimente e ajuste o tempero se necessário.

Sirva em pratos fundos e distribua as uvas uniformemente. Regue com um pouco de azeite se desejar. Esta sopa é perfeita para um belo dia de verão.

POR PORÇÃO: 534 KCAL, 44 G GORDURAS, 4 G GORDURAS SATURADAS, 21 G CARBOIDRATOS, 0,08 G SÓDIO, 168 MG CÁLCIO.

sopa de frango com alho

Não se assuste com a quantidade de alho que esta receita pede. Na verdade, o gosto é bem leve, com toques sutis de alho. As gemas e o azeite proporcionam uma textura sublime.

2 cabeças de alho grandes, os dentes com casca separados e esmagados
1,8 ℓ de caldo de galinha caseiro (ver página 153) ou água
2 colheres de chá de sal
1 boa pitada de pimenta branca moída na hora
2 cravos-da-índia
¼ colher de chá de sálvia picada
¼ colher de chá de tomilho picado
1 folha de louro média
6 ramos de salsinha
3 colheres de sopa de azeite de oliva
2 peitos de frango sem pele e sem osso (de preferência caipira)

Para finalizar
3 gemas
50 mℓ de azeite
2 a 3 colheres de sopa de salsinha picada

Serve de 6 a 8 pessoas.

Coloque todos os ingredientes, exceto o frango, em uma panela grande. Deixe ferver, abaixe o fogo e cozinhe, parcialmente coberto, por 30 minutos. Coe em uma tigela, espremendo os ingredientes para tirar todo o líquido, e leve o caldo de volta para a panela. Experimente e ajuste o tempero se necessário.

Enquanto a base para a sopa está fervendo, corte os peitos de frango em cubos de 1 cm, mais ou menos, ou em tiras finas. Acrescente o frango ao caldo e deixe cozinhar por mais 4 ou 5 minutos.

Bata as gemas em uma tigela por 1 ou 2 minutos, até que engrossem, então acrescente aos poucos o azeite, batendo sempre, até obter um creme espesso parecido com maionese. Pouco antes de servir, misture o creme à sopa e adicione a salsinha. Sirva imediatamente com pão caseiro sem glúten.

POR PORÇÃO: 224 KCAL, 17 G GORDURAS, 3 G GORDURAS SATURADAS, 2 G CARBOIDRATOS, 1,08 G SÓDIO, 67 MG CÁLCIO.

sopa de cebola com torradas de gruyère

Uma sopa de fragrância agradável e reconfortante servida tradicionalmente com torradas de queijo. Você pode usar queijo parmesão nas torradas em vez de gruyère, se preferir.

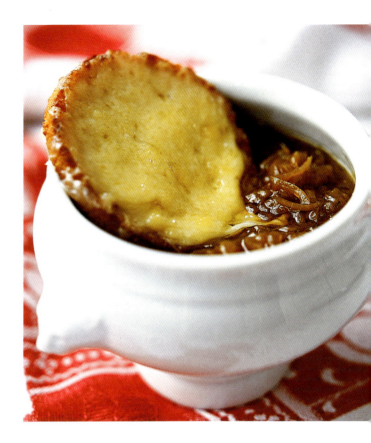

50 g de manteiga
1,3 kg de cebolas em fatias finas
1,8 ℓ de caldo caseiro de carne, galinha ou legumes (ver páginas 152-153)
Sal e pimenta-do-reino moída na hora

Para finalizar
6 fatias de pão branco sem glúten (ver página 118), de aproximadamente 1 cm de espessura, torradas
75 g de queijo gruyère ralado

Serve 6 pessoas.

Derreta a manteiga em uma panela. Acrescente as cebolas e cozinhe em fogo brando, sem tampar a panela, por cerca de 40 a 60 minutos, mexendo frequentemente – as cebolas devem ficar bem douradas e caramelizadas, mas não queimadas. Procure não se apressar; se as cebolas não forem muito bem caramelizadas, a sopa ficará insossa e doce demais.

Acrescente o caldo de sua preferência, tempere com sal e pimenta-do-reino moída na hora, deixe ferver, abaixe o fogo e cozinhe por mais 10 minutos. Enquanto isso, coloque as torradas de pão sem glúten em uma tábua e corte-as em círculos de 8 cm com um cortador de biscoito. Cubra cada círculo com queijo ralado. Preaqueça o forno.

Coloque a sopa em cumbucas que possam ir ao forno e cubra cada uma com uma torrada coberta de queijo. Coloque as cumbucas no forno até o queijo derreter e dourar. Sirva imediatamente, mas tome cuidado – fica muito quente. Bom apetite!

POR PORÇÃO: 287 KCAL, 13 G GORDURAS, 8 G GORDURAS SATURADAS, 34 G CARBOIDRATOS, 0,78 G SÓDIO, 252 MG CÁLCIO.

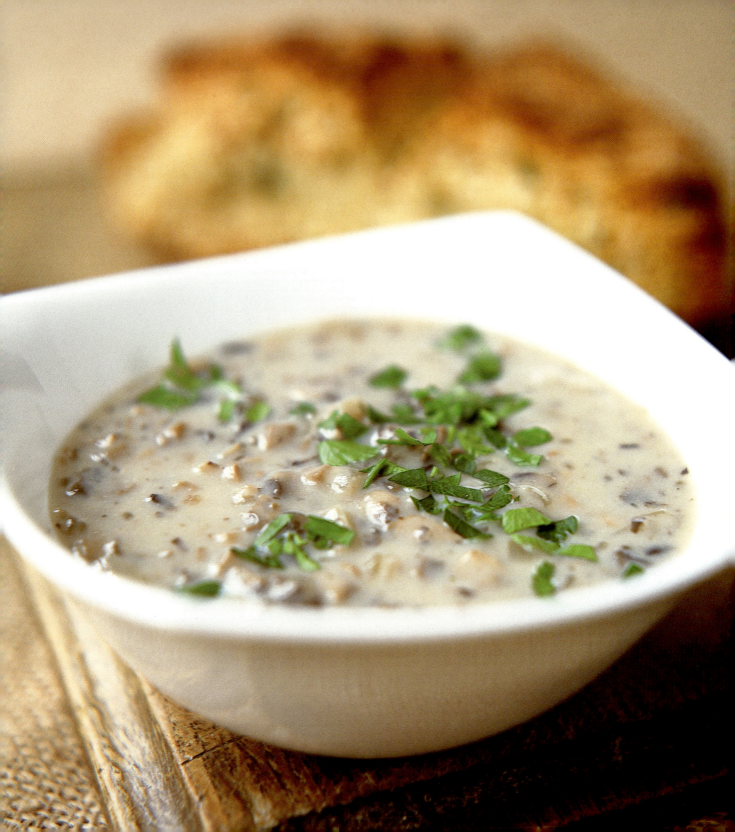

sopa de cogumelos

Esta é uma das sopas mais fáceis de fazer. Escolha cogumelos maduros, que são os que têm um sabor levemente mais pronunciado, e use fécula de batata para engrossar.

450 g de cogumelos
110 g de cebolas
25 g de manteiga
600 mℓ de caldo caseiro de galinha ou legumes (ver páginas 152-153)
600 mℓ de leite
25 g de fécula de batata
Sal e pimenta-do-reino moída na hora
Um fio de creme de leite (opcional)

Serve de 8 a 9 pessoas.

Lave os cogumelos em água fria corrente. Pique as cebolas em pedaços pequenos. Derreta a manteiga em uma panela em fogo brando. Junte as cebolas. Cubra e deixe que cozinhem até ficarem bem macias e transparentes.

Enquanto isso, pique os cogumelos bem picadinhos. Coloque-os na panela e cozinhe em fogo alto por 4 ou 5 minutos. (Se preferir, apenas fatie-os e, quando a sopa estiver pronta, bata no liquidificador por alguns segundos. Os talos também podem ser usados.)

Ferva o caldo com o leite em uma panela separada. Junte a fécula de batata às cebolas e cozinhe em fogo brando por 2 ou 3 minutos. Tempere com sal e pimenta-do-reino e então acrescente o caldo e o leite aos poucos, sem parar de mexer. Aumente o fogo e deixe ferver. Verifique o tempero e acrescente um fio de creme de leite se necessário. Sirva imediatamente ou reserve e aqueça mais tarde. Esta sopa pode ser congelada.

POR PORÇÃO: 84 KCAL, 4 G GORDURAS, 2 G GORDURAS SATURADAS, 8 G CARBOIDRATOS, 0,26 G SÓDIO, 109 MG CÁLCIO.

sopa de legumes de outono com arroz

Uma deliciosa sopa encorpada com muitos legumes. Pode-se adicionar até 225 g de feijão carioca ou fradinho no lugar do arroz para uma sopa ainda mais forte e marcante.

50 g de manteiga
110 g de cebolas bem picadas
110 g de cenouras cortadas em cubinhos
110 g de salsão cortado em cubinhos
Sal e pimenta-do-reino moída na hora
110 g de mandioquinha cortada em cubinhos
110 g de nabo cortado em cubinhos
175 g de batatas, descascadas e cortadas em cubinhos
110 g de alho-poró cortado em rodelas pequenas
450 g de tomates bem maduros, descascados e picados, ou 400 mℓ de tomates pelados em lata picados, com o suco
1 pitada de açúcar
1,8 ℓ de caldo caseiro de galinha ou legumes (ver páginas 152-153)
75 g de arroz basmati
Salsinha lisa picada

Serve 8 pessoas.

Derreta a manteiga em fogo brando em uma panela grande, acrescente as cebolas, as cenouras e o salsão. (Use um descascador de legumes para remover as fibras do salsão, ou elas podem pegar nos dentes.) Tempere com sal e pimenta-do-reino moída na hora e deixe cozinhar por 5 minutos.

Acrescente a mandioquinha, o nabo, as batatas e o alho-poró e cozinhe por mais 5 minutos. Adicione os tomates picados com uma pitada de açúcar e deixe ferver. Acrescente então o caldo e, quando tiver voltado a ferver, junte o arroz basmati. Reduza o fogo e deixe cozinhar por cerca de 8 ou 9 minutos, até que o arroz esteja cozido. Experimente e ajuste o tempero se necessário. Sirva com salsinha.

POR PORÇÃO: 138 KCAL, 6 G GORDURAS, 3 G GORDURAS SATURADAS, 19 G CARBOIDRATOS, 0,5 G SÓDIO, 72 MG CÁLCIO.

minestrone

Agora celíacos podem apreciar esta famosa sopa italiana. Faça uma grande quantidade e congele em potes para comer posteriormente.
Um pouquinho de pesto (ver página 148) em cada prato deixa-a ainda mais irresistível.

110 g de feijão deixado de molho por 12 horas em água fria
1 bouquet garni, que consiste de um ramo de salsa, um ramo de tomilho e uma folha de louro amarradas com um fio
50 g de bacon sem couro cortado em cubinhos
4 colheres de sopa de azeite
110 g de cebolas bem picadas
110 g de cenouras cortadas em cubinhos
110 g de salsão cortado em cubinhos
Sal e pimenta-do-reino moída na hora
450 g de tomares bem maduros, descascados e picados, ou 400 mℓ de tomates pelados em lata picados, com o suco
1 pitada de açúcar
1 dente de alho socado
2 ℓ de caldo caseiro de galinha ou legumes (ver páginas 152-153)
1 folha de louro
110 g de alho-poró cortado em rodelas pequenas
110 g de vagem cortada em 3 na diagonal
1 pequena couve-flor, dividida em buquês pequenos
75 g de macarrão sem glúten para sopa
2 abobrinhas médias cortadas em cubos ou 225 g de couve-lombarda (ou repolho) ralada
Salsa picada
110 g de queijo parmesão ralado na hora

Serve 10 pessoas.

Escorra os feijões e coloque-os em uma panela normal. Cubra com água fria e acrescente o bouquet garni. Tampe a panela e cozinhe até que fiquem macios, mas não desmanchando – isso pode levar de 30 a 60 minutos. Escorra, reserve o caldo e o bouquet garni.

Mergulhe o bacon em água fria para remover um pouco do sal, escorra e seque com papel toalha.

Aqueça o azeite em fogo brando em uma panela grande, acrescente o bacon e frite em fogo médio por 1 ou 2 minutos, até ficar crocante. Remova para um prato e adicione as cebolas, as cenouras e o salsão na mesma panela com a gordura. Tempere com sal e pimenta-do-reino moída na hora e refogue por 5 minutos, até dourar. Acrescente os tomates e uma pitada de açúcar. Adicione o alho socado e cozinhe em fogo brando por 5 minutos.

Junte então o caldo e a folha de louro e deixe ferver. Adicione o alho-poró e a vagem.

Tampe e cozinhe em fogo brando por 5 minutos. Acrescente a couve-flor e o macarrão sem glúten e continue a cozinhar até que o macarrão esteja al dente.

Acrescente a abobrinha (ou a couve-lombarda) e o bacon frito e cozinhe por mais 5 minutos. Retire a folha de louro e adicione a salsa picada. Incorpore o feijão cozido e 600 mℓ do caldo de feijão reservado. Deixe levantar fervura novamente e cozinhe até que o feijão esteja quente. Experimente e ajuste o tempero se necessário.

Sirva imediatamente em pratos quentes com parmesão ralado.

POR PORÇÃO: 160 KCAL, 7 G GORDURAS, 1 G GORDURAS SATURADAS, 18 G CARBOIDRATOS, 0,48 G SÓDIO, 89 MG CÁLCIO.

salada quente de frango com gergelim, abacate e pancetta

Esta salada serve como uma deliciosa entrada ou um almoço leve. Misture todos os ingredientes no último minuto.

2 peitos de frango (de preferência caipira)
Sal e pimenta-do-reino moída na hora
4 colheres de sopa de sementes de gergelim
3 colheres de sopa de azeite de oliva extravirgem
175 g de folhas de espinafre
1 abacate pequeno, tipo hass, maduro
1 colher de sopa de óleo de girassol
100 g de pancetta sem glúten cortada em cubos
Queijo parmesão para polvilhar

Para o molho
2 colheres de sopa de suco de limão-siciliano
4 colheres de sopa de azeite de oliva extravirgem
½ colher de chá de mostarda de Dijon sem glúten

Serve 4 pessoas.

Corte os peitos de frango em tiras de aproximadamente1 cm no sentido da fibra e tempere com um pouco de sal e pimenta-do-reino. Coloque as sementes de gergelim em um prato e misture com uma pitada de sal e pimenta-do-reino moída na hora. Passe as tiras de frango no azeite e em seguida na mistura de gergelim, cobrindo os dois lados; depois, coloque-as em uma travessa forrada com papel-manteiga e guarde na geladeira.

Prepare o molho da salada batendo todos os ingredientes em uma tigela pequena. Ajuste o tempero a gosto.

Lave o espinafre e seque bem com um secador de salada. Coloque em uma tigela grande. Descasque o abacate, corte ao meio e remova o caroço. Corte cada metade em fatias de aproximadamente 1 cm. Junte as fatias de abacate ao espinafre.

Aqueça duas frigideira em fogo médio. Quando estiverem quentes, adicione o óleo de girassol em uma delas e coloque as tiras de frango com gergelim. Deixe as sementes de gergelim ficarem douradas de um lado antes de virar, de modo a desenvolverem um delicioso sabor amendoado. Não agite a frigideira demais, ou você perderá as sementes de gergelim. Frite os cubos de pancetta na outra frigideira até que fiquem bem crocantes.

Assim que o frango e a pancetta estiverem prontos, misture-os com o espinafre e o abacate. Regue com o molho e misture tudo rapidamente para que as folhas peguem bem o gosto. Arrume a salada em uma travessa ou em pratos individuais.

Usando um descascador de batatas, corte longas tiras de queijo parmesão sobre a salada e sirva imediatamente.

POR PORÇÃO: 541 KCAL, 47 G GORDURAS, 9 G GORDURAS SATURADAS, 2 G CARBOIDRATOS, 0,6 G SÓDIO, 225 MG CÁLCIO.

salada tailandesa de macarrão de arroz

Esta salada leve e deliciosa pode certamente ser servida sozinha, mas nós adoramos com bolinhos de peixe tailandeses (ver página 95).

225 g de macarrão de arroz sem glúten
8 cebolinhas
1 pimentão vermelho
110 a 175 g de ervilha-torta
50 g de amendoins (opcional)
Coentro picado
Sal e pimenta-do-reino moída na hora

Para o molho
4 colheres de sopa de óleo de gergelim
2 pimentas vermelhas picadinhas
3 dentes de alho socados
5 cm de gengibre ralado
1 colher de sopa de vinagre de vinho branco
1 colher de sopa de molho de peixe (nam plá) sem glúten
2 colheres de sopa de molho tamari de soja sem glúten
1 colher de chá de açúcar

Serve de 4 a 6 pessoas.

Mergulhe o macarrão de arroz em água fervente por cerca de 4 minutos, até que amoleça. Escorra e coloque sobre uma folha de papel toalha.

Enquanto isso, prepare o molho. Aqueça 3 colheres de sopa de óleo de gergelim em uma panela e refogue a pimenta, o alho e o gengibre por 3 minutos. Deixe esfriar e então acrescente o restante dos ingredientes do molho.

Se for usar os amendoins, preaqueça o forno a 180 °C. Espalhe-os em uma assadeira e torre por cerca de 8 minutos. Tire a casca esfregando-os em um pano limpo e pique-os.

Prepare os legumes. Corte as cebolinhas na diagonal. Tire as sementes do pimentão e corte-o em fatias finas na diagonal. Escalde a ervilha-torta em água fervente (2 colheres de chá de sal para 1,2 ℓ de água) por 1 minuto. Escorra e passe sob água fria corrente. Corte ao meio na diagonal.

Misture o molho ao macarrão e então junte os legumes e os amendoins torrados (se for usá-los). Adicione o coentro picado. Experimente o sal e ajuste se necessário.

POR PORÇÃO: 343 KCAL, 11 G GORDURAS, 2 G GORDURAS SATURADAS, 58 G CARBOIDRATOS, 0,91 G SÓDIO, 37 MG CÁLCIO.

salada vietnamita de macarrão

Uma deliciosa salada leve e fresca. Sirva como entrada ou como acompanhamento para o sanduíche crocante de frango com manjericão e pinole (ver página 97).

200 g de macarrão de arroz sem glúten
Folhas de coentro fresco
20 g de amendoim torrado (opcional)

Para o molho
4 colheres de sopa de molho de peixe (nam plá) sem glúten
2 colheres de sopa de suco de limão
1 ou 2 pimentas vermelhas picadinhas
1 dente de alho socado
1 colher de sopa de açúcar mascavo
3 cebolinhas picadas na diagonal

Serve 4 pessoas.

Coloque todos os ingredientes do molho em uma tigela e misture até o açúcar dissolver.

Logo antes de servir, leve uma chaleira de água para ferver. Coloque o macarrão de arroz em uma tigela grande e jogue a água fervente por cima. O macarrão deve ficar completamente submerso. Deixe de molho por cerca de 6 minutos, até que amoleça.

Escorra e volte para a tigela. Regue com o molho misturando com cuidado para incorporá-lo bem.

Espalhe o coentro picado e o amendoim torrado por cima e sirva imediatamente.

POR PORÇÃO: 190 KCAL, 0 G GORDURAS, 0 G GORDURAS SATURADAS, 46 G CARBOIDRATOS, 1,08 G SÓDIO, 23 MG CÁLCIO.

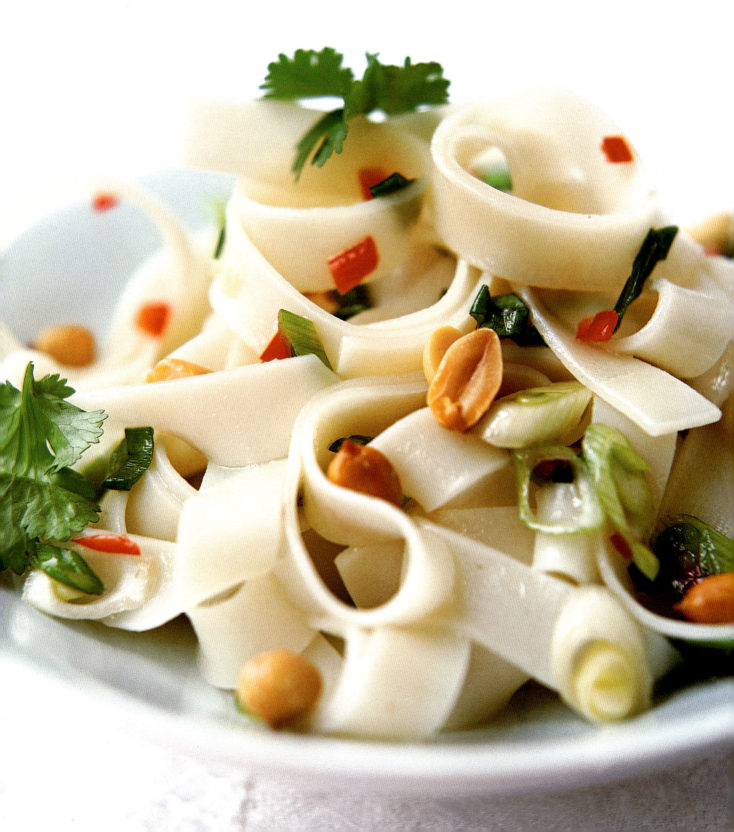

salade tiède de camarões e vagem com molho de limão-siciliano e endro

Salades tièdes, ou saladas quentes, são uma combinação de alface, folhas e ervas com alguns deliciosos petiscos quentes.

Uma seleção de alfaces, ervas e outras folhas, por exemplo, alface lisa, crespa ou roxa, agrião, rúcula, almeirão, manjerona
20 camarões grandes frescos
Sal
275 g de batatas novas bem lavadas
225 g de vagem francesa
75 a 125 mℓ de molho de salada sabor vinagrete sem glúten
8 cebolinhas fatiadas na diagonal
Pimenta-do-reino em grãos

Para o molho
4 colheres de sopa de crème fraîche (ver página 64)
1 a 2 colheres de sopa de suco de limão-siciliano
1 colher de sopa de endro picado

Serve 4 pessoas.

Lave e seque as folhas de salada e rasgue as maiores em pedaços.

Limpe os camarões. Jogue fora as cabeças e retire cuidadosamente as veias (trata-se do intestino, por isso é muito importante remover antes de cozinhar).

Ferva 3,5 ℓ de água com 3 colheres de sopa de sal. Coloque os camarões nessa água fervente. Assim que a água voltar a ferver, experimente um camarão para ver se está cozido. Um camarão cozido deve estar firme e branco, não opaco ou molengo; também deve subir ao topo. Quando estiverem cozidos, retire-os da água imediatamente. Os maiores podem demorar 30 segundos ou um minuto a mais. Deixe que esfriem espalhados em uma travessa e então remova a casca.

Enquanto os camarões estiverem esfriando, cozinhe as batatas em água com sal por aproximadamente 10 minutos, até que fiquem macias. Retire as pontas das vagens e corte-as ao meio na diagonal. Ferva 1,2 ℓ de água com 2 colheres de chá de sal e coloque as vagens. Cozinhe por 5 ou 6 minutos, até que estejam levemente al dente. Escorra imediatamente.

Prepare o molho da salada batendo todos os ingredientes em uma tigela pequena.

Quando as batatas estiverem prontas, escorra-as e corte-as em quatro. Coloque-as com as vagens em um tigela e adicione um pouco de molho de salada sabor vinagrete sem glúten, misturando bem para que absorvam os sabores enquanto estão quentes.

Enquanto isso, misture a salada cuidadosamente com um pouco de molho de limão-siciliano e endro para que as folhas fiquem bem brilhantes. Reparta as folhas de salada em 4 pratos quentes, formando um monte no centro. Distribua as batatas e as vagens ao redor das folhas e divida os camarões entre os pratos. Regue os camarões com o molho de limão-siciliano e endro. Salpique com as cebolinhas fatiadas e os grãos de pimenta-preta levemente socados. Sirva imediatamente.

POR PORÇÃO: 202 KCAL, 7 G GORDURAS, 4 G GORDURAS SATURADAS, 14 G CARBOIDRATOS, 0,35 G SÓDIO, 129 MG CÁLCIO.

salada de salmão selvagem, tomate cereja e aspargos

A época de salmão selvagem é curta, mas, se conseguir algum, o sabor compensa. Ou então, procure comprar salmão orgânico.

450 g de salmão selvagem (ou orgânico)
Sal e pimenta-do-reino moída na hora
Azeite de oliva extravirgem
1 cebola roxa em fatias finas
2 dentes de alho socados
2 colheres de chá de gengibre ralado
1 colher de chá de sementes de cominho torradas e socadas
½ colher de chá de açafrão-da--índia
400 g de grão-de-bico em lata
12 aspargos

12 a 18 tomates cereja cortados ao meio
½ pepino cortado ao meio no sentido do comprimento e então fatiado
2 colheres de sopa de hortelã picada
Seleção de folhas para salada

Para o molho
6 colheres de sopa de azeite de oliva extravirgem
2 colheres de sopa de vinagre de vinho branco
Açúcar

Serve de 4 a 6 pessoas.

Preaqueça o forno a 230 °C. Forre uma assadeira com papel--alumínio e coloque o salmão com a pele para baixo. Tempere com sal e pimenta-do-reino e regue com azeite. Asse no forno por cerca de 10 minutos ou até que esteja um pouco cor-de-rosa no centro.

Aqueça 2 colheres de sopa de azeite em uma frigideira e junte a cebola, o alho e o gengibre. Refogue, mexendo sempre, por 3 ou 4 minutos, e então adicione o cominho e o açafrão-da-índia, mexendo e refogando por mais 1 ou 2 minutos. Passe uma água no grão-de-bico, escorra bem, junte à frigideira e cozinhe por mais 4 ou 5 minutos. Tempere a gosto e deixe esfriar.

Corte fora a parte fibrosa da extremidade dos aspargos e descasque-os se preferir. Passe-os no azeite, acrescente um pouco de sal e leve ao forno por 5 minutos. Misture os ingredientes do molho e salgue. Coloque os tomates e pepinos em uma tigela e regue-os com o molho. Acrescente a hortelã picada e misture delicadamente. Pouco antes de servir, tempere as folhas de salada com um pouco de molho. Adicione o grão--de-bico ao tomate e ao pepino, e arrume-os por cima da salada. Desfie o salmão em pedaços grandes e espalhe por cima, junto com os aspargos cortados na diagonal.

POR PORÇÃO: 489 KCAL, 33 G GORDURAS, 5 G GORDURAS SATURADAS, 17 G CARBOIDRATOS, 0,35 G SÓDIO, 116 MG CÁLCIO.

panzanella

Diversos países, especialmente próximos ao Mediterrâneo, criaram maneiras deliciosas de usar pão em suas receitas: esta criação vem da maravilhosa região de Toscana, na Itália.

110 g de pão branco sem glúten (ver página 118)
3 ou 4 colheres de sopa de azeite de oliva extravirgem
Sal e pimenta-do-reino moída na hora
½ a 1 pepino
1 cebola roxa
4 a 6 cebolinhas, com as partes verdes e brancas
4 tomates em rama
12 a 18 azeitonas pretas

2 ou 3 colheres de sopa de salsinha lisa picada
1 maço de manjericão cortado com a mão

Para o molho
3 colheres de sopa de suco de limão-siciliano
6 colheres de sopa de azeite
2 dentes de alho socados
Açúcar
Um fio de vinagre balsâmico

Serve 6 pessoas.

Preaqueça o forno a 180 °C. Corte o pão em tiras de cerca de 1,5 cm de espessura e 5 cm de comprimento. Coloque-as em uma tigela e regue com azeite, misturando para que fiquem bem recobertas de óleo. Arrume as tiras em uma assadeira em uma única camada, tempere com sal e pimenta-do-reino e leve ao forno por aproximadamente 10 ou 15 minutos ou até que estejam douradas e crocantes. Preste muita atenção, pois podem assar de maneira não uniforme nas bordas.

Faça o molho batendo todos os ingredientes ao mesmo tempo. Ajuste o tempero a gosto.

Corte o pepino ao meio no sentido no comprimento e depois em pedaços. Corte uma cebola roxa em fatias finas. Pique as cebolinhas. Tire as sementes dos tomates e corte-os em gomos. Misture os tomates, o pepino, a cebola, as cebolinhas, as azeitonas, a salsinha picada e o manjericão em uma tigela com as fatias de pão crocantes. Tempere com sal e pimenta--do-reino moída na hora. Regue a salada com o molho, misture delicadamente, experimente e ajuste o tempero se necessário. Deixe a salada descansar por pelo menos 30 minutos (melhor ainda se por 1 hora) antes de servir, para que o pão absorva bem o molho.

POR PORÇÃO: 204 KCAL, 17 G GORDURAS, 2 G GORDURAS SATURADAS, 12 G CARBOIDRATOS, 0,39 G SÓDIO, 47 MG CÁLCIO.

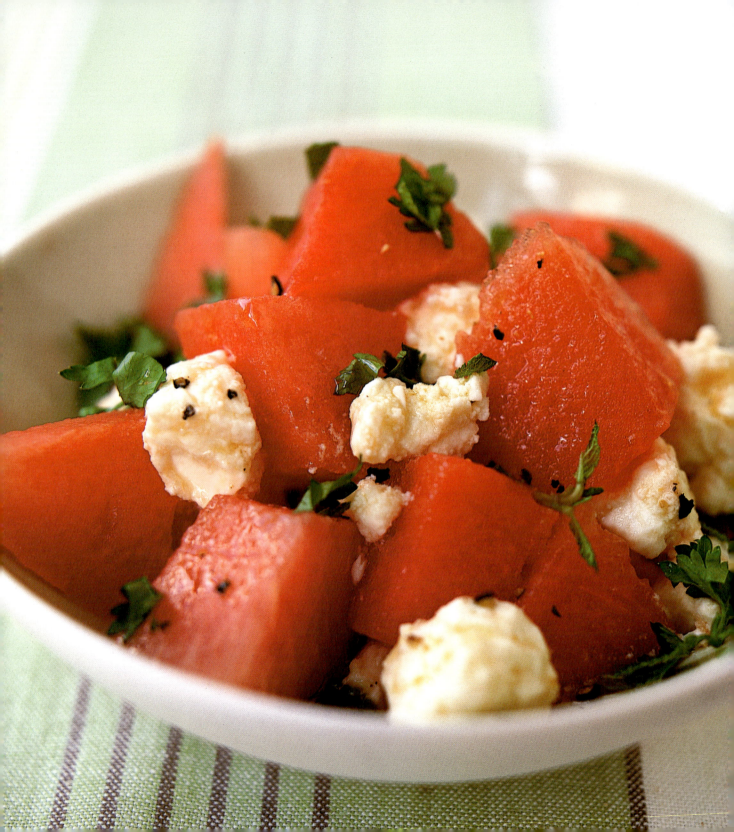

salada de queijo feta com melancia

Feta é um queijo grego de ovelha, com um toque mais salgado e uma textura que esfarela. Aqui é usado para compor uma salada de verão rápida e deliciosa. Também podemos montar esta salada com queijo de ovelha e de búfala.

2 ou 3 colheres de sopa de azeite de oliva extravirgem
225 g de queijo feta cortado em cubos de aproximadamente 2,5 cm
¼ de melancia madura cortada em cubos de aproximadamente 2,5 cm
1 ou 2 colheres de sopa de suco de limão-siciliano
Sal e pimenta-do-reino moída na hora
2 colheres de sopa de folhas de salsinha ou hortelã

Serve 4 pessoas.

Regue o queijo feta com um pouco de azeite extravirgem. Reserve.

Pouco antes de servir, misture delicadamente a melancia e os cubos de feta e molhe com um pouco mais de azeite e suco de limão-siciliano. Tempere com sal e pimenta-do-reino moída na hora.

Transfira para uma travessa grande e salpique com a salsinha ou a hortelã. Melhor saborear imediatamente!

POR PORÇÃO: 239 KCAL, 18 G GORDURAS, 9 G GORDURAS SATURADAS, 8 G CARBOIDRATOS, 1 G SÓDIO, 238 MG CÁLCIO.

salada de macarrão com pimentão grelhado e queijo feta

Esta salada gostosa e atraente é ótima no verão com churrasco. Selecione pimentões vermelhos, por terem um sabor superior.

1 colher de sopa de óleo de girassol
3 pimentões vermelhos
4 colheres de sopa de pesto (ver página 148)
175 mℓ de molho de salada sabor vinagrete sem glúten
225 g de penne sem glúten
75 g de pinoles
200 g de queijo feta cortado em cubos de aproximadamente 2,5 cm
110 g de tomate seco (ver página 155)
6 cebolinhas
3 ou 4 colheres de sopa de manjerona picada
Sal e pimenta-do-reino moída na hora
50 g de azeitonas pretas pequenas sem caroço e picadas

Serve de 8 a 10 pessoas.

Preaqueça o forno a 250 °C. Esfregue um pouco de azeite nos pimentões inteiros. Arrume-os em uma assadeira e leve ao forno por cerca de 20 ou 30 minutos. Coloque-os em uma tigela, cubra com filme plástico e espere esfriar. Descasque-os e tire as sementes, mas não lave. Corte em tiras de aproximadamente 1,5 cm de largura e reserve.

Reduza a temperatura do forno para 180 °C. Misture o pesto no molho de salada sabor vinagrete e reserve.

Ferva 4,5 ℓ de água em uma panela com 1 ou 2 colheres de sopa de sal. Acrescente o penne e mexa bem para que não grude. Tampe a panela até que volte a ferver e depois deixe cozinhar com a panela destampada até que fique al dente. Escorra e misture com um pouco do molho de vinagrete com pesto para que o macarrão absorva os sabores.

Quando a temperatura do forno tiver diminuído, coloque os pinoles em uma assadeira e torre-os por 5 ou 10 minutos, até que fiquem levemente dourados. Preste bastante atenção, pois podem queimar facilmente. Deixe esfriar.

Regue o queijo com o molho. Corte os tomates secos em quatro e fatie as cebolinhas na diagonal. Misture todos os ingredientes, menos as azeitonas, em uma tigela com a manjerona. Ajuste o tempero a gosto. Regue com o restante do molho e jogue as azeitonas por cima.

POR PORÇÃO: 431 KCAL, 30 G GORDURAS, 7 G GORDURAS SATURADAS, 32 G CARBOIDRATOS, 0,86 G SÓDIO, 158 MG CÁLCIO.

sopas e saladas 57

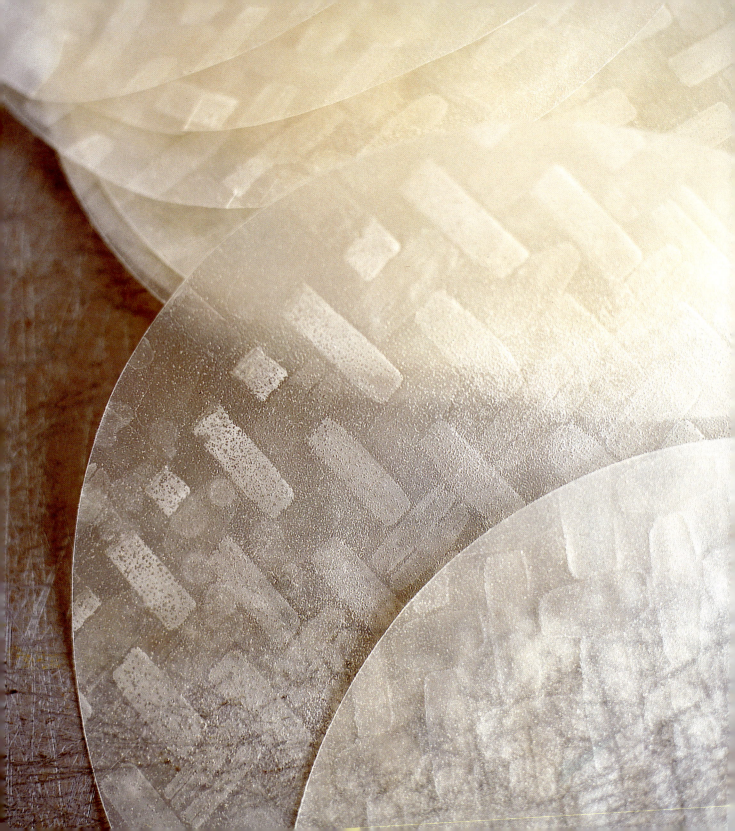

3

aperitivos

rolinhos primavera
com molho tailandês

Varie o recheio como preferir. Camarões proporcionam suavidade; ervas, frescor. Sirva como entrada, prato principal ou como aperitivo.

10 g de macarrão de arroz sem glúten
110 g de carne de porco moída
110 g de carne de siri desfiada
½ a 1 colher de chá de gengibre ralado
1 talo de capim-limão picadinho (opcional)
110 g de cogumelos picadinhos
3 cebolinhas ou 40 g de cebolas picadinhas
1 ovo (de preferência caipira) levemente batido
¼ colher de chá de sal
Sal e pimenta-do-reino moída na hora
Folhas de papel arroz (de 15,5 cm de diâmetro para entradas ou
    23 cm para o prato principal)
Óleo para fritar

Para servir
Um maço de alface macia
Um maço de hortelã fresca
Molho tailandês (ver receita a seguir)

Rende 20 ou 40 unidades, dependendo do tamanho.

Mergulhe o macarrão de arroz em uma tigela grande com água quente (quase quente demais para encostar a mão) por cerca de 10 minutos, ou até amolecer. Escorra bem e corte em pedaços de aproximadamente 1 cm.

Em uma tigela, coloque a carne de porco, a carne de siri, o gengibre, o capim-limão, os cogumelos, o macarrão e a cebolinha ou a cebola. Acrescente o ovo batido. Tempere com sal e pimenta-do-reino moída na hora e misture bem.

Encha uma tigela grande com água quente (quase quente demais para encostar a mão). Mergulhe uma folha de arroz na água por cerca de 8 ou 10 segundos, até que comece a amolecer. Remova, deixe o excesso de água escorrer e abra em uma tábua limpa.

Coloque uma colherada do recheio mais ou menos no meio da folha e espalhe um pouco em um formato de tubo. Dobre a parte de baixo sobre o recheio. Então dobre os dois lados sobre o centro. Feche o rolinho e grude bem. Faça todos os rolinhos da mesma maneira e reserve-os em uma travessa.

Aqueça o óleo em uma wok ou uma frigideira funda até que um cubo de pão amanhecido sem glúten escureça em 30 segundos. Quando o óleo estiver quente, frite alguns rolinhos por vez até que fiquem bem dourados e crocantes. Remova com uma escumadeira e deixe escorrer em papel toalha.

Arrume os rolinhos em travessas com algumas folhas de alface e raminhos de hortelã (considere 4 ou mais rolinhos por pessoa, dependendo do tamanho). Coloque uma cumbuquinha de molho tailandês para acompanhar.

Para comer, pegue uma folha de alface, ou metade, e coloque um rolinho dentro com alguns ramos de hortelã; enrole e mergulhe no molho. Outra maneira é colocar os rolinhos em uma grande travessa e deixar que as pessoas se sirvam.

POR PORÇÃO: 184 KCAL, 14 G GORDURAS, 2 G GORDURAS SATURADAS, 6 G CARBOIDRATOS, 0,18 G SÓDIO, 26 MG CÁLCIO.

molho tailandês

3 colheres de sopa de molho de peixe (nam plá) sem glúten
3 colheres de sopa de suco de limão ou limão-siciliano
3 colheres de sopa de água morna
2 colheres de sopa de açúcar, ou mais, a gosto
1 dente de alho socado
3 ou 4 pimentas vermelhas ou verdes

Serve 4 pessoas.

Coloque o molho de peixe, o suco de limão, a água morna e o açúcar em um pote de vidro e acrescente o alho socado. Chacoalhe bem e reparta em 4 cumbuquinhas. Corte as pimentas em fatias bem finas e divida-as entre as cumbucas. Experimente e ajuste o sabor, que deve ser agridoce.

POR PORÇÃO: 39 KCAL, 0 G GORDURAS, 0 G GORDURAS SATURADAS, 9 G CARBOIDRATOS, 0,8 G SÓDIO, 11 MG CÁLCIO.

rolinhos vietnamitas de arroz com camarão e ervas frescas

Estes rolinhos frescos são uma sensação. Sinta-se à vontade para variar o recheio – carne de siri ou salmão também são deliciosas opções.

25 g de talharim de arroz
8 a 12 camarões grandes crus
Sal e pimenta-do-reino moída na hora
110 g de cenoura ralada
½ pepino descascado e cortado em fatias finas ou ralado
2 cebolinhas, a parte branca com um pouco da verde, fatiadas na diagonal
Açúcar a gosto
Vinagre de arroz a gosto
4 folhas de arroz de 20 a 25 cm de diâmetro, aproximadamente
20 ou mais folhas de hortelã
8 ou mais raminhos de coentro
Molho vietnamita (ver receita a seguir)
Folhas de alface (opcional)

Serve 4 pessoas.

Mergulhe o macarrão de arroz em uma tigela grande com água quente (quase quente demais para encostar a mão) por cerca de 10 minutos, ou até que amoleça. Escorra bem.

Enquanto isso, prepare os outros ingredientes. Cozinhe os camarões em água salgada até que fiquem cor-de-rosa (aproximadamente 1 colher de sopa de sal para 1,2 ℓ de água). Deixe esfriar. Descasque e corte cada camarão em 2, na direção do comprimento. Tempere a cenoura, o pepino e a cebolinha com sal, pimenta-do-reino, açúcar e um fio de vinagre de arroz. Experimente.

Junte todos os ingredientes; você vai precisar de uma tigela de água quente e um pano limpo. Coloque uma folha de arroz na água por 15 ou 20 segundos, até que amoleça (não deixe ficar mole demais; ela vai continuar a amolecer enquanto coloca o recheio). Abra sobre o pano limpo.

Coloque 2 ou 3 camarões no meio da folha de arroz e ¼ do macarrão e dos legumes. Mas não encha demais. Finalize com um pouco de hortelã e coentro. Trabalhando rapidamente, comece a enrolar a folha de arroz: prenda os lados e continue a enrolar, mantendo o rolinho bem apertado. Enrole a seguir em uma folha de filme plástico, apertando ainda mais. Os rolinhos preparados podem ficar na geladeira por várias horas.

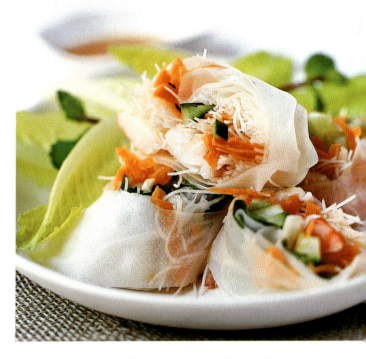

Corte as pontas de cada rolinho com uma faca afiada, então corte em pedaços de 2,5 cm, aproximadamente, ainda no filme plástico. Retire o plástico e arrume-os em uma travessa com os lados cortados voltados para cima. Os rolinhos podem também ser apresentados inteiros ou cortados ao meio na diagonal. Sirva com alface, coentro e molho vietnamita.

POR PORÇÃO: 79 KCAL, 1 G GORDURAS, 0 G GORDURAS SATURADAS, 12 G CARBOIDRATOS, 0,3 G SÓDIO, 57 MG CÁLCIO.

molho vietnamita

2 colheres de sopa de suco de limão
2 colheres de sopa de molho de peixe (nam plá ou nuoc mâm) sem glúten
1 colher de sopa de água
½ colher de chá de gengibre ralado
1 colher de chá de pimenta vermelha picada ou pimenta calabresa desidratada
2 colheres de chá de açúcar

Serve 4 pessoas.

Misture todos os ingredientes em uma pequena tigela e mexa bem para dissolver o açúcar.

Experimente e ajuste o tempero se necessário. Se tiver tempo, deixe o molho descansar de 15 a 30 minutos antes de servir, para que os sabores se desenvolvam. Sirva aquecido ou à temperatura ambiente.

POR PORÇÃO: 15 KCAL, 0 G GORDURAS, 0 G GORDURAS SATURADAS, 3 G CARBOIDRATOS, 0,53 G SÓDIO, 6 MG CÁLCIO.

bolinhos fritos de abobrinha e feta

Podem ser servidos como uma boa entrada ou um almoço leve de verão. Uma mistura de diversos tipos de abobrinha fica particularmente saborosa. Experimente colocar manjericão ou manjerona no lugar de hortelã.

500 g de abobrinha ralada
½ colher de chá de sal
2 ovos (de preferência caipiras) levemente batidos
8 cebolinhas em fatias finas
110 g de queijo feta esfarelado
1 ½ colher de sopa de hortelã picada
60 g de farinha de arroz
Sal e pimenta-do-reino moída na hora
Azeite para fritar

Serve 6 pessoas.

Coloque as abobrinhas raladas em um escorredor, salpique com sal e deixe escorrer por pelo menos 30 minutos. Esprema o excesso de líquido e seque com papel toalha. (Você pode se surpreender com a quantidade de líquido que vai sair.)

Bata os ovos em uma tigela e junte a abobrinha, a cebolinha, o feta e a hortelã. Misture tudo muito bem. Acrescente a farinha de arroz e tempere com sal e pimenta-do-reino.

Aqueça azeite (uma camada de cerca de 1 cm) em uma frigideira e, quando estiver quente, coloque uma colher de chá da mistura para testar o tempero. Quando estiver crocante, experimente e ajuste o tempero se necessário. Coloque então colheradas de massa no azeite quente, apertando levemente cada bolinho com uma colher e fritando aos poucos, por cerca de 2 minutos de cada lado, até que fiquem dourados e crocantes.

Retire os bolinhos com uma escumadeira e coloque sobre um prato forrado com papel toalha. Mantenha-os aquecidos no forno baixo (150 °C), mas não tampe ou eles ficarão encharcados. Enquanto isso, frite o restante. Sirva os bolinhos com uma salada verde e tzatziki (ver página 154). Uma salada de tomate também funciona bem.

POR PORÇÃO: 253 KCAL, 20 G GORDURAS, 5 G GORDURAS SATURADAS, 10 G CARBOIDRATOS, 0,49 G SÓDIO, 117 MG CÁLCIO.

tempura

Chefes japoneses se orgulham da massa leve e crocante que usam para empanar todo tipo de quitute. Couve-flor, cogumelos e cebolinhas são também opções deliciosas.

12 camarões graúdos, sem casca mas com a cauda
Óleo para fritar
1 abobrinha cortada em palitos
1 berinjela pequena cortada em fatias de aproximadamente 1 cm
4 quiabos (opcional)

Para a massa
4 colheres de sopa de farinha de arroz
1 colher de sopa de amido de milho
½ colher de chá de fermento em pó sem glúten
700 mℓ de água gelada
1 clara de ovo (de preferência caipira)
Sal

Para o molho
Molho de soja tamari sem glúten
Nabo
Pasta de wasabi sem glúten

Serve de 4 a 6 pessoas.

Limpe os camarões, retirando as cascas e as veias, mas mantendo a cauda. Abra-os ao meio preservando a cauda. Aqueça o óleo em uma frigideira a 180 °C.

Enquanto isso prepare a massa. Peneire a farinha de arroz, o amido de milho e o fermento em pó sem glúten em uma tigela. Acrescente a água e bata até que tudo esteja bem misturado; mas não bata demais. Bata a clara em neve em um outro recipiente e acrescente à massa com um pouco de sal.

Mergulhe os camarões e os legumes na massa, um de cada vez. Frite os tempuras até que fiquem crocantes e deixe secar em um prato forrado com papel toalha.

Sirva imediatamente, enquanto estão quentes e crocantes. Ofereça a cada convidado uma cumbuquinha com molho de soja tamari sem glúten, com um pouco de nabo picado e um pouquinho de wasabi.

POR PORÇÃO: 294 KCAL, 19 G GORDURAS, 2 G GORDURAS SATURADAS, 18 G CARBOIDRATOS, 0,71 G SÓDIO, 80 MG CÁLCIO.

bolinhos crocantes de camarão e coentro

A salada de queijo feta com melancia (ver página 57) acompanha muito bem estes deliciosos bolinhos de camarão com coentro.

18 camarões graúdos crus
3 claras (de preferência ovos caipiras) levemente batidas
6 cebolinhas fatiadas na diagonal
1 pimenta vermelha sem sementes em bem picadinha
4 colheres de sopa de coentro picado
50 g de farinha de arroz
Sal e pimenta-do-reino moída na hora
Azeite extravirgem para fritar
Folhas de salada
Gomos de limão

Rende 18 bolinhos – **serve** 6 pessoas.

Limpe os camarões descartando as cabeças e as cascas e retirando as veias – segure o rabo, faça uma incisão nas costas dos camarões e puxe-as cuidadosamente com o auxílio de um palitinho.

Corte os camarões ao meio no sentido do comprimento. Em uma tigela, bata as claras levemente, acrescente as cebolinhas, a pimenta picada, o coentro, a farinha de arroz, o sal, a pimenta-do-reino moída na hora e os camarões.

Aqueça cerca de 2 colheres de sopa de azeite em uma frigideira em fogo médio. Frite um pouco da mistura até que fique crocante, experimente e ajuste o tempero se necessário.

Coloque colheradas da mistura na frigideira quente, amasse levemente com a escumadeira e frite em etapas por 1 ou 2 minutos de cada lado, de modo que os bolinhos fiquem dourados e crocantes e os camarões bem cozidos. Procure não encher demais a frigideira.

Sirva os bolinhos com uma salada de folhas verdes e gomos de limão ou com a salada de queijo feta com melancia como entrada de um jantar de verão.

POR PORÇÃO: 141 KCAL, 6 G GORDURAS, 2 G GORDURAS SATURADAS, 7 G CARBOIDRATOS, 0,22 G SÓDIO, 82 MG CÁLCIO.

panquecas recheadas

Esta é uma maneira muito versátil de servir panquecas. Ofereça uma como entrada ou três por pessoa, com recheios diferentes, como prato principal. O recheio pode incluir carne, peixe ou simplesmente legumes suculentos.

½ receita de massa de panqueca (ver página 151)
Molho de tomate (use a receita de tomate fundido, na página 154, e passe na peneira para fazer um molho aveludado)

Sugestões de recheio
Piperonata (ver página 80)
Creme de cogumelos (ver página 151)
Tomate fundido (ver página 154)
Creme de espinafre (ver página 75)
Frutos do mar

Serve 8 pessoas.

Prepare as panquecas seguindo a receita da página 151.

Para montar os pratos, abra uma panqueca em uma superfície limpa. Coloque 2 colheres de sopa de recheio no meio, dobre os lados e em seguida as pontas para fechar. Faça o mesmo com as outras panquecas. Se estiverem frias na hora de servir, arrume-as em um recipiente refratário e aqueça em forno médio (180 °C) por 15 ou 20 minutos.

Sirva as panquecas com um pouco de molho de tomate.

POR PORÇÃO: 271 KCAL, 11 G GORDURAS, 5 G GORDURAS SATURADAS, 41 G CARBOIDRATOS, 0,25 G SÓDIO, 78 MG CÁLCIO.

aperitivos

panquecas de trigo-sarraceno com salmão defumado, crème fraîche e alcaparras

O trigo-sarraceno tem um sabor deliciosamente amendoado e é rico em minerais e vitamina B, além de ser naturalmente sem glúten.

8 panquecas de trigo-sarraceno (ver receita a seguir)
16 fatias finas de salmão defumado (cerca de 225 g), de preferência orgânico
8 colheres de sopa de crème fraîche (ver receita a seguir)
56 alcaparras, lavadas e fritas em óleo quente
4 colheres de sopa de cebolinhas comuns ou francesas fatiadas na diagonal
Pimenta-do-reino moída na hora

Serve 8 pessoas.

Abra as panquecas em pratos aquecidos e divida o salmão defumado entre elas.

Salpique 7 alcaparras e ½ colher de sopa de cebolinhas picadas sobre cada panqueca e complete com uma colher de sopa de crème fraîche. Tempere com sal e pimenta-do-reino moída na hora e sirva imediatamente.

POR PORÇÃO: 176 KCAL, 11 G GORDURAS, 6 G GORDURAS SATURADAS, 9 G CARBOIDRATOS, 0,9 G SÓDIO, 51 MG CÁLCIO.

crème fraîche

Se não encontrar crème fraîche ou sour cream no supermercado, esta é uma receita muito simples.

Suco de ½ limão (de preferência siciliano)
8 colheres de sopa de creme de leite fresco
Sal e pimenta-do-reino
Água

Adicione o suco de limão ao creme de leite e deixe descansar à temperatura ambiente por aproximadamente 1 hora. Tempere com sal e pimenta-do-reino e então acrescente o quanto bastar de água para obter a consistência desejada.

POR RECEITA: 452 KCAL, 47 G GORDURAS, 30 G GORDURAS SATURADAS, 5 G CARBOIDRATOS, 0,44 G SÓDIO, 80 MG CÁLCIO.

massa de panqueca de trigo-sarraceno

2 colheres de sopa de manteiga
225 mℓ de leite
1 colher de chá de sal
¼ colher de chá de açúcar
60 g de farinha de arroz
2 ½ colheres de sopa de farinha de trigo-sarraceno
1 ½ colher de chá de óleo vegetal
2 ovos (de preferência caipiras)
40 mℓ de água mineral com gás

Rende 12 panquecas de 18 cm aproximadamente.

Derreta a manteiga em uma panela pequena. Acrescente o leite, o sal e o açúcar, mexa bem e desligue o fogo.

Junte ambas as farinhas em uma tigela, faça um buraco no meio e despeje o óleo e os ovos. Bata os ovos e o óleo com um fouet, trazendo aos poucos a farinha dos lados para o centro, até formar uma massa. Acrescente a mistura de leite pouco a pouco até que tudo tenha sido incorporado e a massa esteja homogênea. No fim, acrescente a água e bata.

Passe a massa por um coador médio em uma tigela e refrigere por pelo menos 2 horas. (O tempo de descanso faz com que a massa relaxe e a farinha absorva o líquido completamente. Essa massa de panqueca pode ser feita até um dia antes do uso e guardada na geladeira.)

Para fritar, aqueça uma frigideira de 15 a 18 cm de diâmetro. Coloque bem pouco óleo. Quando a frigideira estiver quente, despeje o suficiente de massa para cobrir o fundo dela. Deixe cozinhar por 1 ou 2 minutos de cada lado, até que ambos fiquem levemente dourados.

Coloque as panquecas em um prato e o mantenha aquecido enquanto estiver fritando as outras. Você pode empilhá-las, pois se separam facilmente depois, mas são melhores quando acabam de sair da frigideira.

POR PANQUECA: 72 KCAL, 4 G GORDURAS, 2 G GORDURAS SATURADAS, 8 G CARBOIDRATOS, 0,21 G SÓDIO, 32 MG CÁLCIO.

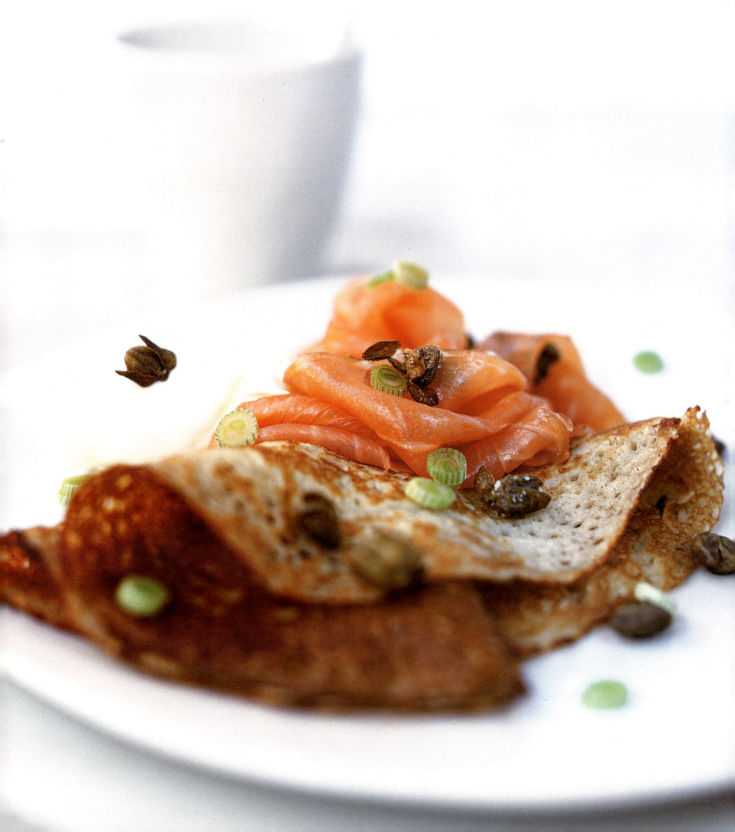

suflê de queijo cheddar com cebolinha-francesa

Como em geral os suflês levam farinha, celíacos têm de resistir à tentação de comê-los. Agora, usando amido de milho como estabilizador, os celíacos podem apreciar o que antes podiam apenas admirar!

Pedacinhos de manteiga derretida
25 g de farinha de rosca sem glúten bem fina (ver página 118)
25 g de manteiga
2 colheres de sopa de amido de milho
300 ml de leite
3 gemas e 4 claras (de preferência de ovos caipiras)
Sal
4 claras (de preferência de ovos caipiras)
1 colher de chá de mostarda de Dijon sem glúten
1 colher de sopa de cebolinha bem picadinha
175 g de queijo cheddar curtido ralado

Uma forma para suflê de 600 ml ou 6 a 8 formas individuais, de 7,5 cm de diâmetro e 4 cm de profundidade.

Serve de 6 a 8 pessoas.

Prepare as formas de suflê untando-as com manteiga derretida e um pouco de farinha de rosca sem glúten. Preaqueça uma assadeira no forno a 200 °C para suflês individuais ou 180°C para um suflê maior.

Derreta a manteiga em uma panela. Quando parar de espumar, acrescente o amido de milho e misture bem. Cozinhe por 2 minutos.

Retire do fogo e adicione o leite delicadamente misturando sem parar. Volte para o fogo e continue a misturar até que o molho ferva e engrosse. Retire do fogo e adicione as gemas, uma a uma, mexendo sempre. Então acrescente 1 colher de chá de sal, a mostarda, a cebolinha e o queijo (menos 2 colheres de sopa reservadas para polvilhar). O suflê pode ser preparado com antecedência até esta etapa, mas esta mistura de base deverá ser aquecida novamente antes de se juntar as claras.

Quando estiver pronto para assar, coloque as claras com uma pitada de sal em uma tigela de cobre, vidro ou aço inoxidável. Bata as claras, a princípio devagar e depois mais rápido, até que fiquem em ponto de neve, firmes e leves. (As claras não podem ser batidas até a hora de assar o suflê, senão perdem o volume.)

Adicione cerca de um terço das claras à mistura de queijo para arejá-la e depois junte o restante, misturando com bastante cuidado com uma espátula ou colher de sopa. Despeje nas formas previamente untadas.

Polvilhe com o queijo ralado restante e coloque a(s) forma(s) na assadeira preaquecida. Leve ao forno por 9 ou 10 minutos para os suflês individuais ou por 1 hora para o suflê maior. Suflês individuais podem ser congelados e assados sem descongelar, mas precisarão de alguns minutos a mais para ficar prontos. Não fique abrindo o forno antes do tempo, pois os suflês podem murchar. Eles devem crescer bem e dourar, mas permanecer leves e espumosos no centro.

Servir imediatamente em pratos quentes (os individuais são servidos nas próprias formas).

POR PORÇÃO: 251 KCAL, 18 G GORDURAS, 10 G GORDURAS SATURADAS, 9G CARBOIDRATOS, 0,68 G SÓDIO, 285 MG CÁLCIO.

torta de tomate, feta e pesto

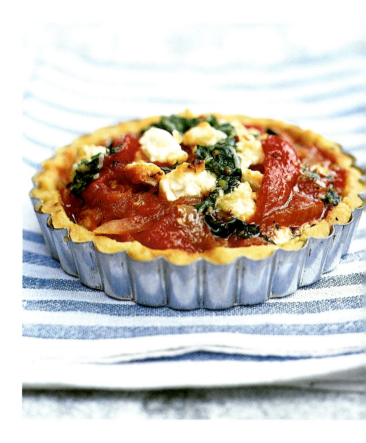

Uma torta de verão irresistível, que acompanha muito bem uma salada de rúcula ou uma bela salada verde. Ocasionalmente, você pode substituir o feta por queijo de cabra ou mozarela de búfala.

2 pimentões vermelhos
1 colher de sopa de azeite de oliva extravirgem
½ receita de massa para torta da Rosemary (ver página 150)
Farinha de arroz para abrir a massa
1 ovo batido para pincelar
175 g de queijo feta
10 ou mais folhas de manjericão
Sal e pimenta-do-reino moída na hora
Açúcar (ou vinagre balsâmico)
8 colheres de sopa de tomate fundido (ver página 154)
2 ou 3 colheres de sopa de pesto sem glúten (ver página 148)

1 forma redonda e baixa de 18 cm de diâmetro ou 6 formas baixas de 12 cm de diâmetro.

Serve 6 pessoas.

Preaqueça o forno a 250 °C.

Primeiro asse os pimentões vermelhos. Coloque-os em uma assadeira e esfregue-os com azeite. Leve ao forno por 20 ou 30 minutos, até que fiquem macios e a pele comece a soltar. Coloque-os em uma tigela e cubra com filme plástico. Reserve até que esfriem. Descasque os pimentões e remova as sementes, mas não os lave. Corte-os em tiras. Reduza a temperatura do forno para 180 °C.

Prepare a massa de torta seguindo a receita. Abra a massa em uma superfície polvilhada com farinha de arroz até ficar com 3 mm de espessura. Transfira para a forma. Cubra com papel-manteiga e preencha toda a superfície com feijão para fazer peso. Refrigere por 15 ou 20 minutos e então leve ao forno, com o papel e os feijões, por 15 minutos.

Retire o papel e os feijões, pincele com um pouco de ovo batido e leve de volta ao forno por mais 2 minutos. Isso sela a massa e evita que o fundo fique todo molhado pelo recheio!

Esfarele o queijo feta usando as pontas dos dedos e espalhe metade no fundo da torta. Faça uma camada de pimentões vermelhos assados e cubra com folhas de manjericão. Tempere com um pouco de sal e pimenta-do-reino moída na hora e polvilhe o açúcar ou regue com um pouco de vinagre balsâmico (cuidado ao temperar, pois o feta já é salgado). Cubra com uma camada de tomate fundido e espalhe o restante do queijo feta por cima.

Leve a torta de volta ao forno por 10 ou 15 minutos, até que esteja quente e borbulhante. Regue generosamente com pesto e sirva imediatamente.

POR PORÇÃO: 317 KCAL, 23 G GORDURAS, 11 G GORDURAS SATURADAS, 20 G CARBOIDRATOS, 0,7 G SÓDIO, 141 MG CÁLCIO.

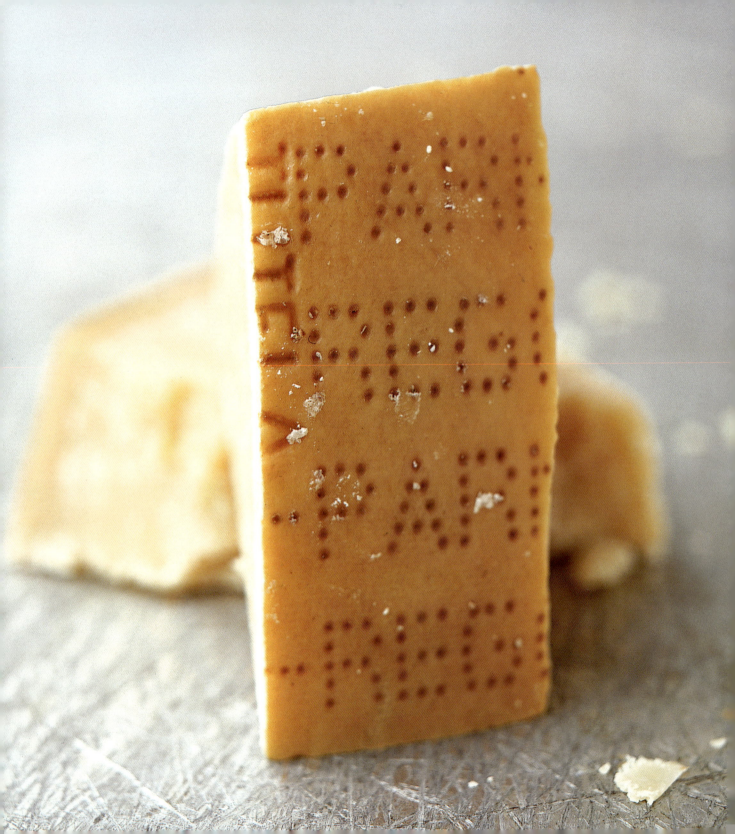

4

massas

canelone

Celíacos não precisam mais se abster destes maravilhosos rolinhos de macarrão graças a esta adaptação sem glúten de uma receita do livro *French Cookery School Book*, de Anne Willan e Jane Grigson.

8 folhas de massa de lasanha seca sem glúten
Sal e pimenta-do-reino moída na hora

Para o recheio
450 g de espinafre sem os talos
25 g de manteiga
175 g de frango moído
175 g de carne de porco moída
2 gemas (de preferência de ovos caipiras)
1 boa pitada de noz-moscada moída na hora

Para o molho
40 g de manteiga
40 g de amido de milho
425 ml de leite
Noz-moscada moída na hora
300 ml de creme de leite fresco
15 g de queijo parmesão ralado na hora

Para gratinar
25 g de queijo parmesão ralado na hora
15 g de manteiga

Uma forma de lasanha de 25 cm × 20 cm.

Serve 4 pessoas como entrada ou 2 como prato principal.

Ferva 4,5 l de água em uma panela com 1 ou 2 colheres de sopa de sal. Acrescente duas folhas de lasanha de cada vez, mexendo para que não grudem. Tampe a panela até que volte a ferver e depois deixe cozinhar com a panela destampada até que fiquem al dente. Assim que estiverem prontas, escorra imediatamente e coloque em uma tigela com água fria. Escorra novamente e arrume sobre um pano limpo até o momento de montar. Repita com o restante das folhas.

Lave o espinafre e tire o excesso de água. Derreta a manteiga em uma frigideira, coloque todo o espinafre e tempere com sal e pimenta-do-reino moída na hora. Assim que o espinafre diminuir e amolecer, coe o líquido, espremendo bem, até que fique quase seco. Pique o espinafre e deixe esfriar.

Em seguida faça o molho. Derreta a manteiga em uma panela, misture o amido de milho e cozinhe por 2 minutos. Junte o leite e deixe ferver misturando sem parar. Tempere com sal, pimenta-do-reino e noz-moscada moídas na hora e cozinhe por 2 minutos. Acrescente creme de leite suficiente para engrossar o molho e retire do fogo.

Misture o frango e a carne de porco moídos com o espinafre. Junte as gemas e 300 ml do molho. Tempere com sal, pimenta-do-reino e noz-moscada moídas na hora.

Preaqueça o forno a 180 °C. Para montar, unte a forma com manteiga. Encha cada quadrado de lasanha com 1 ou 2 colheres de sopa de recheio. Umedeça os cantos com água e enrole, começando pelos lados mais estreitos, para formar um tubo grosso. Coloque os canelones lado a lado na travessa, de tal maneira que a junção fique por baixo.

Aqueça o molho e adicione o restante do creme de leite e o parmesão. Experimente e ajuste o tempero se necessário. Despeje o molho sobre os canelones – eles devem ficar completamente cobertos.

Salpique parmesão por cima de tudo e espalhe pedacinhos de manteiga. (Os canelones podem ser preparados um dia antes e aquecidos na hora, desde que cada componente esteja frio quando for montado; portanto, mantenha tudo na geladeira. Podem ser congelados por até 2 meses.)

Cubra com papel-alumínio e leve ao forno por 40 ou 45 minutos. Dez minutos antes de terminar de assar, remova o papel-alumínio para que o queijo doure e o molho comece a borbulhar.

POR PORÇÃO (ENTRADA): 566 KCAL, 29 G GORDURAS, 16 G GORDURAS SATURADAS, 44 G CARBOIDRATOS, 0,75 G SÓDIO, 502 MG CÁLCIO.

macarrão com queijo e salmão defumado

Um prato delicioso por si só, mas também a base perfeita para algumas adições saborosas. O clássico macarrão com queijo precisa de uma nova imagem: então, esqueça o velho pirex e use uma bela travessa para forno!

Sal e pimenta-do-reino moída na hora
225 g de macarrão sem glúten (penne ou fusili)
50 g de manteiga
50 g de amido de milho
850 mℓ de leite fervendo
¼ colher de chá de mostarda de Dijon sem glúten
1 colher de sopa de salsinha picada (opcional)
150 g de queijo cheddar curtido ralado
110 g de salmão defumado de boa qualidade (de preferência orgânico) picado

Travessa para forno de 1,2 ℓ.

Serve 6 pessoas.

Ferva 4,5 ℓ de água com 1 ou 2 colheres de sopa de sal em uma panela. Despeje todo o macarrão e mexa bem para que não grude. Tampe a panela até que volte a ferver e depois deixe cozinhar com a panela destampada até ficar al dente. Assim que o macarrão estiver cozido, escorra imediatamente.

Enquanto isso, derreta a manteiga em uma panela, acrescente o amido de milho e cozinhe, misturando sem parar, por 1 ou 2 minutos. Retire do fogo. Misture o leite aos poucos e volte para o fogo mexendo sem parar. Adicione a mostarda, a salsinha (se for usar) e o queijo e tempere com sal e pimenta-do-reino moída na hora a gosto. Acrescente o macarrão sem glúten, deixe ferver novamente e junte o salmão defumado. Sirva imediatamente.

Embora o prato esteja perfeito para degustar assim que o macarrão for misturado ao molho cremoso, é possível guardar para esquentar depois, desde que o macarrão não esteja cozido demais. É excelente servido com frios, particularmente presunto, ou em camadas com pedaços de salame ou linguiça sem glúten, cavala defumada ou ainda legumes grelhados.

POR PORÇÃO: 431 KCAL, 20 G GORDURAS, 12 G GORDURAS SATURADAS, 46 G CARBOIDRATOS, 0,82 G SÓDIO, 378 MG CÁLCIO.

espaguete com tomate, pimenta, mozarela e manjericão

O molho para esta deliciosa macarronada pode ser preparado com antecedência e aquecido na hora. Se preferir, use queijo parmesão no lugar da mozarela.

350 g de espaguete sem glúten
Azeite de oliva extravirgem
Sal e pimenta-do-reino moída na hora
175 g de mozarela de búfala cortada em fatias finas
Folhas de manjericão fresco

Para o molho
4 colheres de sopa de azeite de oliva extravirgem
2 dentes de alho grandes cortados em lascas
2 pimentas vermelhas secas socadas
900 g de tomates bem maduros sem casca e picados
1 pitada de açúcar se necessário
Folhas de manjericão fresco rasgadas

Serve 4 pessoas.

Primeiro faça o molho. Aqueça o azeite em uma panela grande, acrescente o alho e refogue por alguns segundos. Então junte a pimenta e os tomates picados. Refogue em fogo alto no início e depois reduza para fogo médio e cozinhe por 15 ou 20 minutos. Tempere com sal e pimenta-do-reino moída na hora e uma pitada de açúcar. No final do cozimento, adicione as folhas de manjericão rasgadas ao molho.

Ferva 4,5 ℓ de água com 1 ou 2 colheres de sopa de sal em uma panela. Despeje todo o macarrão e mexa bem para que não grude. Tampe a panela até que volte a ferver e depois deixe cozinhar com a panela destampada até ficar al dente. Assim que o macarrão estiver cozido, escorra imediatamente, regue com azeite e tempere com sal e pimenta-do-reino moída na hora. Incorpore o macarrão ao molho fervilhante e continue a cozinhar por mais 1 minuto. Experimente e ajuste o tempero se necessário.

Transfira para uma travessa, com as fatias de mozarela de búfala derretendo por cima e algumas folhas adicionais de manjericão. Sirva imediatamente.

POR PORÇÃO: 571 KCAL, 25 G GORDURAS, 8 G GORDURAS SATURADAS, 72 G CARBOIDRATOS, 0,46 G SÓDIO, 306 MG CÁLCIO.

nhoque ao pesto

Não é macarrão propriamente dito, mas outra fabulosa receita italiana da qual em geral os celíacos têm de se abster. Esta versão sem glúten desses bocadinhos de batata é deliciosamente leve.

1 kg de batatas com casca, de preferência do tipo Asterix
Sal e pimenta-do-reino moída na hora
2 gemas (de preferência de ovos caipiras) levemente batidas
50 g de manteiga
275 g de fécula de batata
Pesto sem glúten (ver página 148)
75 g de queijo parmesão ralado na hora

Serve 6 pessoas como um almoço leve.

Lave bem as batatas e coloque-as em uma panela com água fria com uma boa pitada de sal. Tampe e deixe ferver.

Quando as batatas estiverem meio cozidas, cerca de 15 minutos aproximadamente, escorra dois terços da água, recoloque a tampa na panela, abaixe o fogo e deixe que acabem de cozinhar no vapor. Descasque-as imediatamente, simplesmente puxando a pele, de modo a não desperdiçar quase nada. Assim, as batatas ficarão tão secas quanto possível e mais adequadas para fazer o nhoque.

Esprema as batatas em uma tigela grande formando um purê leve e sem grumos. Acrescente as gemas, a manteiga e uma pitada generosa de sal e pimenta-do-reino moída na hora. Misture bem e então vá juntando aos poucos metade da fécula de batata. Usando o "calcanhar" da mão, amasse delicadamente, prestando atenção para que a fécula esteja bem distribuída. Continue a acrescentar mais fécula de batata dessa maneira, de modo a obter uma massa firme.

Leve uma grande panela de água para ferver com uma boa pitada de sal. Pegue um pedaço da massa e faça uma bolinha como se fosse um nhoque. Reduza o fogo para que a água fique fervilhando e cozinhe o pedacinho de massa por alguns minutos. O nhoque estará quase pronto quando começar a boiar na superfície. Deixe que flutue por mais 1 minuto e então tire da água. Se a massa estiver seca demais, vai produzir um nhoque pesado e massudo; se estiver muito úmida, vai esfarelar na água enquanto estiver cozinhando. O equilíbrio correto entre fécula

de batata e ovos é essencial, portanto ajuste com cuidado. Experimente o nhoque e acerte o tempero se necessário.

Quando estiver satisfeito com o sabor e a textura do nhoque, divida a massa em quatro pedaços iguais. Polvilhe uma superfície com fécula de batata e faça uma tira de aproximadamente 1,5 cm de espessura com cada pedaço. Corte cada tira em partes iguais de 2,5 cm. Guarde na geladeira por 15 ou 20 minutos para que a massa fique mais fácil de trabalhar. Então modele o nhoque pressionando delicadamente cada unidade com a ponta de um garfo. A seguir, curve cada nhoque com os dedos, formando um nhoque oco, com ranhuras. Essas ranhuras são perfeitas para pegar um pouco do molho escolhido.

Ferva a água novamente e coloque cerca de 15 nhoques por vez. Reduza a temperatura para que a água fique fervilhando, e deixe que cozinhem como descrito acima. Retire da panela com uma escumadeira e transfira para um escorredor, se necessário. Cubra os nhoques e mantenha-os aquecidos enquanto cozinha o restante.

Sirva os nhoques em uma travessa grande ou em seis pratos individuais, cobertos com pesto e com parmesão ralado na hora. Deguste imediatamente com pão sem glúten e uma salada verde para um delicioso almoço de verão.

POR PORÇÃO: 709 KCAL, 42 G GORDURAS, 13 G GORDURAS SATURADAS, 67 G CARBOIDRATOS, 0,45 G SÓDIO, 333 MG CÁLCIO.

nhoque de alecrim com molho de tomate da Rosemary

Misture 2 ou 3 colheres de chá de alecrim fresco picado com a fécula de batata e acrescente ao purê de batatas. Prepare o nhoque como descrito anteriormente. Sirva com tomate fundido (ver página 154) passado na peneira para obter um molho aveludado. Salpique com parmesão ralado na hora e sirva imediatamente.

POR PORÇÃO: 519 KCAL, 18 G GORDURAS, 8 G GORDURAS SATURADAS, 77 G CARBOIDRATOS, 0,69 G SÓDIO, 208 MG CÁLCIO.

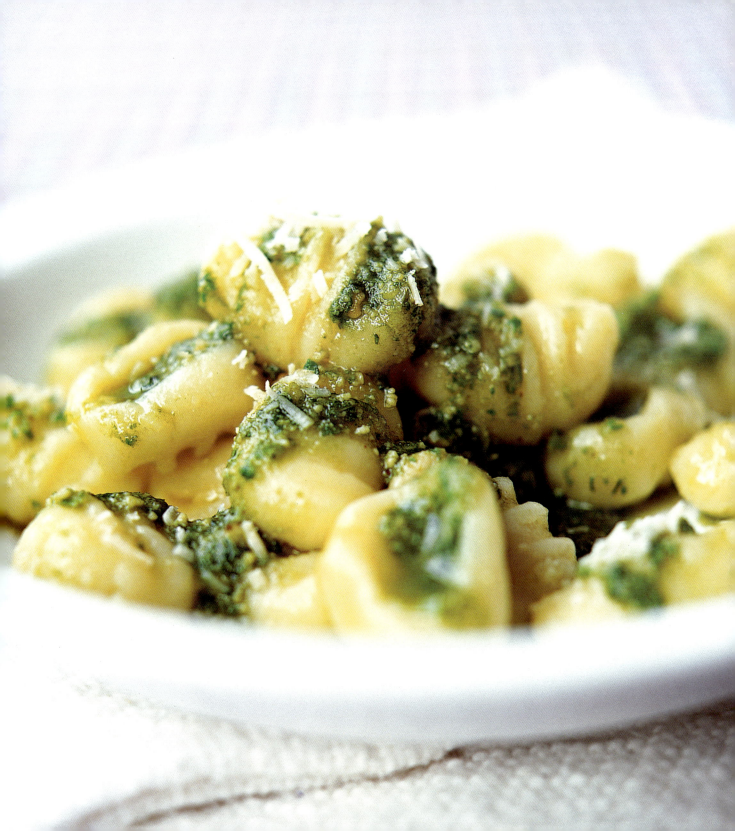

lasanha de berinjela picante

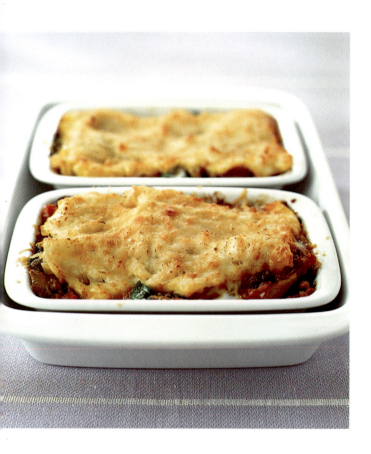

Primeiro prepare o molho bechamel sem glúten, adicionando um pouco mais de leite para não ficar espesso demais e poder ser facilmente espalhado sobre a lasanha. Siga as receitas para as camadas de berinjela picante, creme de espinafre e alho-poró com pimentões amarelos. Reserve até o momento de montar a lasanha. Preaqueça o forno a 180 °C.

Ferva 4,5 ℓ de água com 1 ou 2 colheres de sopa de sal em uma panela. Adicione 3 ou 4 folhas de lasanha por vez, mexendo sempre para que não grudem e cozinhando por apenas 30 segundos depois que a água voltar a levantar fervura. Retire da água quente, coloque em uma tigela de água gelada, então escorra e seque em um pano limpo.

Experimente cada ingrediente para garantir que estejam saborosos e bem temperados. Espalhe um pouco de molho bechamel no fundo da forma, cubra com uma camada de massa de lasanha e metade da mistura de berinjela. Espalhe o creme de espinafre sobre a berinjela e acrescente outra camada de massa. Espalhe a outra metade da berinjela e cubra com mais massa. Acrescente o alho-poró e o pimentão amarelo em seguida, então mais massa, terminando com uma camada de molho bechamel e queijo parmesão salpicado por cima. Garanta que toda a massa esteja sob o molho.

Espalhe pedacinhos de manteiga por cima e limpe as bordas da forma. (A lasanha pode ser preparada com antecedência até este ponto e guardada na geladeira por alguns dias ou no congelador por até três meses.)

Leve ao forno por 35 minutos ou até que a lasanha esteja dourada e borbulhando. Deixe a lasanha descansar por cerca de 10 minutos antes de servir para que as camadas se ajustem. Sirva na própria travessa.

POR PORÇÃO: 689 KCAL, 43 G GORDURAS, 15 G GORDURAS SATURADAS, 63 G CARBOIDRATOS, 0,76 G SÓDIO, 422 MG CÁLCIO.

Este prato é ótimo para festas, pois pode ser preparado com antecedência e aquecido na hora. Não se assuste com a quantidade de ingredientes – o sabor vale a pena. Só preste atenção para não cozinhar demais.

1 receita de molho bechamel sem glúten (ver página 150)
Um pouco de leite
1 receita de berinjelas picantes (ver página 75)
1 receita de creme de espinafre (ver página 75)
1 receita de alho-poró com pimentão amarelo (ver página 75)
375 g de massa de lasanha sem glúten
Sal e pimenta-do-reino moída na hora
50 g de parmesão ralado
Pedacinhos de manteiga

Forma de lasanha de 30 cm × 20 cm.

Serve de 8 a 10 pessoas.

berinjela picante

800 g de berinjela
225 ml de óleo vegetal
1 cubo de 2,5 cm de gengibre fresco picado
6 dentes de alho grandes socados grosseiramente
50 ml de água
1 colher de chá de sementes de erva-doce
½ colher de chá de sementes de cominho
350 g de tomates bem maduros, sem casca, ou 400 g de tomates
    em lata, picados
1 colher de chá de açúcar (menos se usar tomates frescos)
1 colher de sopa de sementes de coentro moídas na hora
¼ colher de chá de açafrão-da-índia
1/3 colher de chá de pimenta-de-caiena
1 colher de chá de sal
50 g de uvas-passas

Corte as berinjelas em fatias de aproximadamente 2 cm de espessura. Aqueça 175 ml de óleo em uma frigideira funda de 25,5 cm a 30 cm. Quando estiver quente e quase saindo fumaça, acrescente algumas fatias de berinjela e frite até que fiquem macias e douradas de ambos os lados. Retire da frigideira e deixe secar em uma grelha sobre uma assadeira. Repita com o restante das berinjelas, adicionando mais óleo se necessário. No liquidificador, bata o gengibre, o alho e a água até obter uma mistura homogênea.

Aqueça bem o restante do óleo na frigideira e coloque as sementes de erva-doce e de cominho (cuidado para não queimar). Mexa por alguns segundos e então acrescente os tomates picados, a mistura de gengibre com alho, o açúcar, o coentro, o açafrão-da-índia, a pimenta-de-caiena e o sal. Cozinhe por cerca de 5 ou 6 minutos, mexendo de vez em quando, até que o molho engrosse.

Volte as berinjelas fritas para a panela e junte as uvas-passas. Misture delicadamente com o molho picante. Tampe a panela, reduza o fogo ao máximo e cozinhe por mais 5 ou 8 minutos.

creme de espinafre

700 g de espinafre fresco sem os talos
25 a 40 g de manteiga
175 a 250 ml de creme de leite fresco
Roux sem glúten (opcional; ver página 150)
Sal e pimenta-do-reino moída na hora
Noz-moscada moída na hora

Lave o espinafre e seque o excesso de água. Coloque em uma panela em fogo baixo, tempere e tampe. Após alguns minutos, mexa e recoloque a tampa. Depois de 5 ou 8 minutos, escorra o líquido formado pelo espinafre e pressione bem até que fique quase seco. Volte para a panela, aumente o fogo e acrescente a manteiga e o creme de leite. Deixe ferver, misture bem e engrosse com um pouco de roux sem glúten se desejar, ou continue mexendo até que o espinafre tenha absorvido a maior parte do creme. Tempere com sal, pimenta-do-reino e noz-moscada moídas na hora a gosto.

alho-poró com pimentão amarelo

4 alhos-porós
2 pimentões amarelos
10 g de manteiga
1 colher de sopa de azeite de oliva extravirgem
1 colher de sopa de água
Sal e pimenta-do-reino moída na hora

Lave os alhos-porós e corte-os em fatias bem finas. Corte os pimentões em quatro, tire as sementes e corte-os em tiras fininhas. Aqueça a manteiga e o óleo em uma panela, junte o alho-poró e acrescente um pouco de água. Tempere com sal e pimenta-do-reino moída na hora. Tampe e deixe amolecer em fogo brando por cerca de 8 minutos. Acrescente os pimentões, mexa e junte um pouquinho mais de água se necessário. Então continue a cozinhar até que os pimentões fiquem macios. Experimente e ajuste o tempero se necessário.

lasanha de trigo-sarraceno com cogumelos e mozarela de búfala

O trigo-sarraceno é perfeito para celíacos.
Não se assuste com sua cor e aprecie o sabor!

150 g de farinha de trigo-sarraceno
25 g de farinha de soja
25 g de polvilho doce
1 colher de chá de goma xantana
Sal
2 ovos (de preferência caipiras)
2 ou 3 colheres de sopa de leite
1 receita de creme de cogumelos (ver página 151)
1 bola de mozarela de búfala de 140 g
50 g de queijo parmesão ralado na hora
Salsinha lisa picada

Travessa para forno de 20 cm × 25 cm

Serve 4 pessoas como um almoço leve.

Peneire a farinha de trigo-sarraceno com a farinha de soja, o polvilho, a goma xantana e o sal em uma tigela. Em outra tigela, bata os ovos com o leite. Faça um buraco no centro da mistura de farinhas e despeje a mistura de ovos e leite. Misture tudo usando um garfo e adicionando um pouco mais de leite aos poucos, com cuidado para não acrescentar líquido demais. Trabalhe a massa usando o calcanhar da mão por pelo menos 5 minutos, de modo a obter uma textura homogênea. Cubra-a com uma tigela e deixe-a descansar por 10 minutos antes de abri-la.

Enquanto isso, prepare o creme de cogumelos.

Divida a massa ao meio e abra-a até ficar bem fina. Corte em quadrados de aproximadamente 10 cm e coloque-os sobre folhas de papel-manteiga até a hora de usar.

Preaqueça o forno a 180 °C.

Ferva 2,5 ℓ de água com 1 colher de sopa de sal em uma panela. Cozinhe 2 ou 3 quadrados de massa por vez, com a panela destampada, por 5 minutos, até que fiquem al dente. Tire os quadrados da água com uma escumadeira. Refresque em água fria, escorra e coloque em um pano limpo.

Arrume uma camada de massa em uma travessa. Cubra com 3 colheres de sopa de creme de cogumelos e 3 ou 4 fatias de mozarela. Acrescente outra camada de massa, mais mozarela e uma camada final de massa. Espalhe um pouco mais de cogumelos por cima de tudo, salpique com parmesão ralado na hora e leve ao forno por cerca de 10 minutos, até que esteja borbulhante.

Salpique com salsinha picada e sirva com uma bela salada verde.

POR PORÇÃO: 813 KCAL, 51 G GORDURAS, 31 G GORDURAS SATURADAS, 66 G CARBOIDRATOS, 1,04 G SÓDIO, 459 MG CÁLCIO.

macarronada gratinada com bacon e cebolinha

Um jantar simples, que você pode tornar ainda mais delicioso e nutritivo adicionando cogumelos refogados. Sirva quente com uma salada verde.

Sal e pimenta-do-reino moída na hora
225 g de penne sem glúten
6 a 8 fatias de bacon
2 colheres de chá de azeite de oliva extravirgem
150 g de cebolas picadas
110 g de cebolinhas, com a parte verde, picadas
4 ovos (de preferência caipiras)
300 ml de leite
350 ml de creme de leite fresco
2 colheres de chá de manjerona fresca picada
50 g de parmesão ralado na hora e mais um pouco para polvilhar no final

Travessa para gratinado de 20 cm × 25 cm.

Serve 6 pessoas.

Preaqueça o forno a 180 °C. Ferva 4,5 ℓ de água com 1 ou 2 colheres de sopa de sal em uma panela. Despeje todo o macarrão e mexa bem para que não grude. Tampe a panela até que volte a ferver e depois deixe cozinhar com a panela destampada até ficar al dente. Escorra imediatamente e passe sob água fria corrente. Escorra novamente.

Corte o bacon em pedaços de aproximadamente 2,5 cm. Aqueça o azeite em uma frigideira antiaderente grande. Acrescente o bacon e frite até que fique crocante. Deixe o bacon secar em folhas de papel toalha. Refogue as cebolas e as cebolinhas no óleo do bacon por cerca de 10 minutos, retire da panela e deixe esfriar.

Bata os ovos em uma tigela grande, acrescente o leite, o creme, a manjerona, o parmesão, as cebolas e as cebolinhas. Tempere com sal e pimenta-do-reino moída na hora. Coloque o macarrão no fundo da travessa. Espalhe uma camada de bacon e cubra com a mistura de ovos. Salpique um pouco mais de queijo por cima e leve ao forno por 30 a 35 minutos, até que esteja dourado e firme.

POR PORÇÃO: 464 KCAL, 26 G GORDURAS, 13 G GORDURAS SATURADAS, 39 G CARBOIDRATOS, 0,65 G SÓDIO, 319 MG CÁLCIO.

penne com brócolis picantes

Uma maneira fabulosa de incluir mais opções vegetarianas na sua dieta! Os brócolis ficam especialmente saborosos com as anchovas salgadinhas.

450 g de penne sem glúten
450 g de brócolis
4 colheres de sopa de azeite
1 dente de alho socado
½ colher de chá de pimenta calabresa desidratada
4 anchovas em conserva picadas (opcional)
4 colheres de sopa de queijo parmesão ralado na hora

Para a cobertura tostada
6 colheres de sopa de azeite de oliva extravirgem
75 g de farinha de rosca de pão branco sem glúten (ver página 118)

Serve 4 pessoas.

Prepare a cobertura tostada. Aqueça o azeite em uma frigideira grande, acrescente a farinha de rosca e mexa sem parar no fogo alto por 5 ou 6 minutos, até que fique crocante e dourada. Escorra em papel toalha e reserve.

Ferva 4,5 ℓ de água com 1 ou 2 colheres de sopa de sal em uma panela. Despeje todo o penne e mexa bem para que não grude. Tampe a panela até que volte a ferver e depois deixe cozinhar com a panela destampada até ficar al dente. Escorra imediatamente, mas reserve um pouco da água caso precise para ajustar a consistência do molho.

Descasque os talos de brócolis e pique-os bem. Reserve. Divida a flor em pequenos buquês. Ferva 600 ml de água, acrescente 1 ½ colher de chá de sal e os brócolis. Cozinhe com a panela destampada por 5 ou 6 minutos. Escorra enquanto os brócolis ainda estão al dente.

Aqueça o azeite em uma frigideira grande em fogo médio. Acrescente o alho, a pimenta, os talos de brócolis e as anchovas (se for usar). Refogue por 5 minutos, até que os talos fiquem macios. Acrescente os buquês de brócolis à frigideira, mexa e aqueça bem. Misture o refogado com o macarrão e um pouco da água reservada. Transfira para uma travessa aquecida e cubra com a farinha de rosca tostada. Experimente o tempero, salpique com parmesão e sirva imediatamente.

POR PORÇÃO: 731 KCAL, 35 G GORDURAS, 6 G GORDURAS SATURADAS, 92 G CARBOIDRATOS, 0,26 G SÓDIO, 202 MG CÁLCIO.

massas

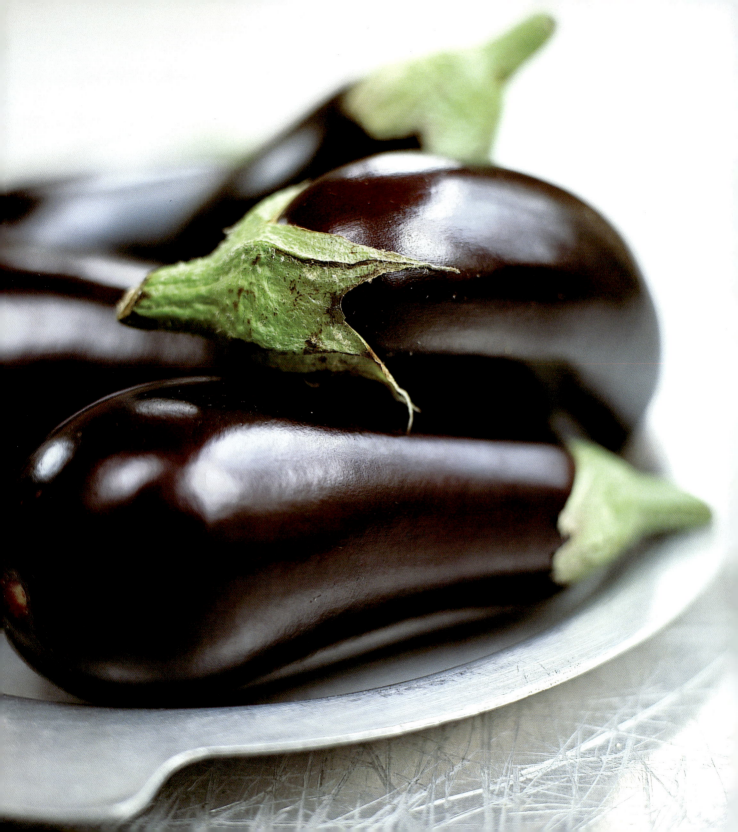

5

pratos principais

piperonata

Esse cozido de legumes é muito mais do que um prato principal: use para fazer pizzas, como molho de macarrão, para acompanhar peixes ou carnes grelhados ou como recheio de omeletes e panquecas. Pode ficar na geladeira por 3 ou 4 dias ou ser congelado.

2 colheres de sopa de azeite de oliva extravirgem
1 dente de alho socado
1 cebola fatiada
2 pimentões vermelhos
2 pimentões amarelos ou verdes
6 tomates grandes (bem vermelhos e maduros)
Sal e pimenta-do-reino moída na hora
Açúcar
Folhas de manjericão frescas

Serve 6 pessoas.

Aqueça o azeite em uma caçarola grande. Acrescente o alho e refogue por alguns segundos; então junte a cebola, mexa e deixe amolecer em fogo brando, com tampa, enquanto prepara os pimentões.

Corte os pimentões ao meio e retire as sementes. Com cuidado, corte em quatro e então em tiras transversais. Coloque na caçarola mexendo bem; recoloque a tampa e continue a cozinhar.

Enquanto isso, tire a pele dos tomates (primeiro escalde-os em água fervente por 10 segundos para as peles se soltarem). Fatie os tomates e coloque-os na caçarola, tempere com sal, pimenta--do-reino moída na hora, açúcar e algumas folhas de manjericão fresco. Cozinhe até que os legumes estejam macios, por cerca de 30 minutos.

POR PORÇÃO: 87 KCAL, 4 G GORDURAS, 0 G GORDURAS SATURADAS, 11 G CARBOIDRATOS, 0,15 G SÓDIO, 23 MG CÁLCIO.

piperade

Para um delicioso jantar, arrume uma camada de piperonata em uma travessa refratária. Quebre um ovo no meio e asse em forno preaquecido, a 180 °C, por cerca de 10 minutos. Salpique com salsinha e sirva.

pizza de legumes e pesto

Assar ou grelhar legumes concentra o sabor e faz com que fiquem crocantes e mais doces, simplesmente irresistíveis e saudáveis!

1 berinjela
Sal e pimenta-do-reino moída na hora
1 abobrinha
1 cebola roxa
1 pimentão vermelho
1 pimentão amarelo
3 colheres de sopa de azeite de oliva extravirgem
1 receita de tomate fundido (ver página 154)
½ receita de massa para pizza sem glúten (ver página 149)
1 ou 2 colheres de sopa de pesto sem glúten (ver página 148)

Rende 2 pizzas de 20 cm.

Preaqueça o forno a 200 °C.

Prepare os legumes para cobrir a pizza. Corte a berinjela em cubos de aproximadamente 1 cm, polvilhe com sal e deixe escorrer por 15 minutos. Passe na água para remover o excesso de sal e seque com papel toalha. Corte a abobrinha e a cebola roxa em cubos de aproximadamente 1 cm. Corte os pimentões ao meio, tire as sementes com cuidado e corte-os em quadrados de cerca de 1 cm. Coloque os legumes em uma tigela, regue com azeite e tempere com pimenta-do-reino moída na hora. Misture bem.

Disponha os legumes em uma única camada em uma assadeira e leve ao forno por cerca de 40 minutos, até que fiquem dourados e tostados. Polvilhe um pouco de sal no final.

Prepare o tomate fundido e cozinhe em fogo brando até que reduza e fique concentrado. Ajuste o tempero se necessário.

Siga a receita de massa para pizza sem glúten. Abra duas pizzas e leve-as ao forno por 8 minutos. Tire do forno e espalhe tomate fundido sobre elas; então distribua os legumes grelhados e volte ao forno por mais 10 ou 15 minutos, até que fiquem quentes e bem assadas. Regue com pesto. Sirva imediatamente com uma bela salada verde.

POR PIZZA: 812 KCAL, 37 G GORDURAS, 6 G GORDURAS SATURADAS, 108 G CARBOIDRATOS, 1,13 G SÓDIO, 241 MG CÁLCIO.

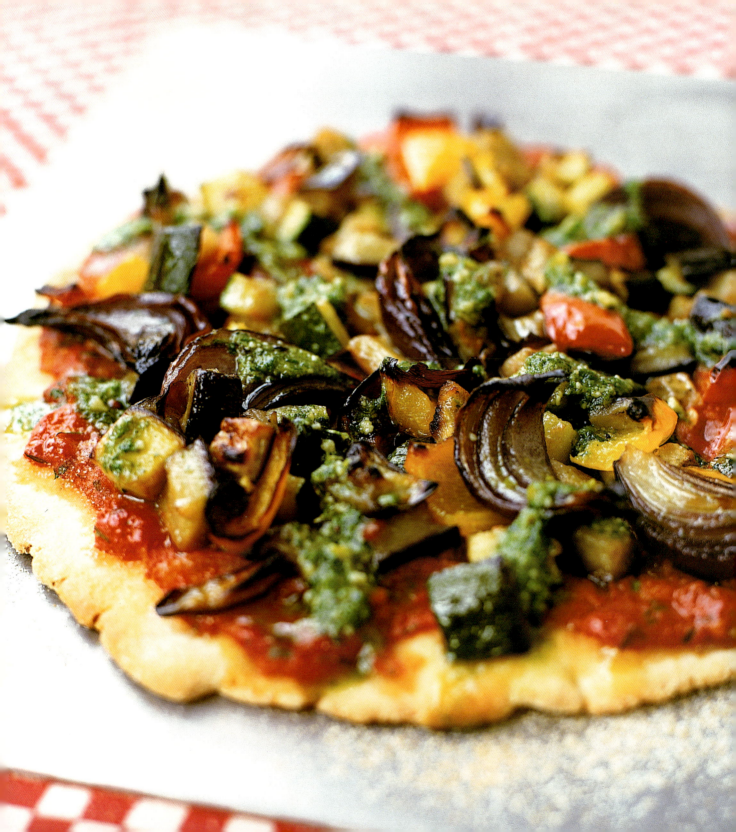

torta de ricota, espinafre e parmesão

Uma torta deliciosa e suculenta – perfeita para um almoço, piqueniques de verão ou como um primeiro prato de dar água na boca em um jantar entre amigos! Use pimentão amarelo no lugar do vermelho se preferir.

1 pimentão vermelho
Azeite de oliva extravirgem
1 receita de massa para torta da Rosemary (ver página 150)
1 ovo batido para pincelar

Para o recheio
225 g de folhas de espinafre sem talo
25 g de manteiga
Sal e pimenta-do-reino moída na hora
25 g de pinoles
2 ovos (de preferência caipiras) levemente batidos
50 mℓ de creme de leite fresco
275 g de ricota
50 g de parmesão ralado
Noz-moscada moída na hora

Forma para torta com 18 cm de diâmetro e 4 cm de profundidade

Serve 6 pessoas.

Preaqueça o forno a 250 °C.

Passe azeite no pimentão, coloque-o em uma assadeira e leve ao forno por 20 ou 30 minutos, até que fique macio e a pele comece a soltar. Coloque-o em uma tigela, cubra com filme plástico e reserve até esfriar o suficiente para que se possa pegar. Descasque-o e remova as sementes, mas não o lave.

Reduza a temperatura do forno para 180 °C.

Prepare a massa de torta seguindo a receita. Abra-a e transfira-a para a forma, preencha o fundo com feijão e asse por 20 minutos. Remova os feijões, pincele a massa com ovos e devolva ao forno por mais 2 minutos. Isso sela a massa e evita que o fundo fique todo molhado.

Lave o espinafre. Derreta a manteiga em uma frigideira grande, adicione o espinafre e tempere com sal e pimenta-do-reino moída na hora. Assim que amolecer, escorra o excesso de líquido. Esprema muito bem e pique.

Coloque os pinoles em uma assadeira e toste-os no forno por cerca de 8 minutos. Cuidado: eles se queimam com facilidade.

Bata os ovos com o creme de leite. Acrescente a ricota e misture bem. Adicione delicadamente o espinafre, os pinoles e o parmesão ralado. Corte o pimentão em tiras (reservando algumas para enfeitar no final) e misture com o recheio. Tempere com sal, pimenta-do-reino moída na hora e um pouco de noz-moscada.

Coloque o recheio na massa pré-assada. Decore com as tiras de pimentão reservadas e asse por 30 minutos, até dourar.

Sirva quente com uma bela salada verde.

POR PORÇÃO: 573 KCAL, 42 G GORDURAS, 23 G GORDURAS SATURADAS, 34 G CARBOIDRATOS, 0,71 G SÓDIO, 336 MG CÁLCIO.

polenta com tomilho, queijo de cabra e legumes assados

A polenta, feita com farinha de milho, é um bom acompanhamento para carnes e cozidos, ou uma base para deliciosas coberturas (pimentões assados, cebolas caramelizadas, pesto ou tapenade*).

1,8 ℓ de água
2 colheres de chá de sal
225 g de fubá
3 colheres de sopa de tomilho fresco picado
10 g de manteiga

Para o recheio
3 cebolas roxas cortadas em pedaços
8 cogumelos grandes cortados em quatro
4 colheres de sopa azeite de oliva extravirgem
1 colher de sopa de vinagre balsâmico
25 g de pinoles
175 g de queijo de cabra esfarelado

Forma de 23 cm × 18 cm × 5 cm.

Serve 6 pessoas.

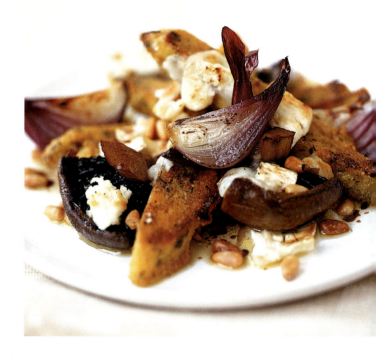

Coloque a água em uma panela grande e ferva com o sal. Então adicione o fubá bem devagar, mexendo sem parar, deixando que caia aos poucos (isso deve levar uns 3 ou 4 minutos). Deixe ferver e, quando começar a borbulhar muito, reduza o calor para o mínimo – use um difusor de calor caso tenha um.

Cozinhe por cerca de 40 minutos, mexendo sempre. Se você mexer realmente sem parar em fogo um pouco mais alto, o tempo de cozimento pode ser reduzido cerca de 20 minutos, mas a polenta fica melhor quando cozida mais vagarosamente por mais tempo. (Experimente usar um fouet no início, mas assim que a polenta começar a ferver, mude para uma colher de pau.) A polenta estará pronta quando estiver bem grossa, mas não dura, e estiver soltando do fundo da panela quando você mexe.

Assim que a polenta estiver cozida, misture o tomilho picado e a manteiga. Despeje-a na forma e deixe descansar por diversas horas, ou de um dia para o outro, na geladeira. Quando estiver firme o suficiente para poder ser cortada, preaqueça o forno a 200 °C.

Passe a cebola roxa e os cogumelos no azeite e no vinagre balsâmico e coloque em uma assadeira. Asse por cerca de 25 minutos, até dourar. Preste atenção para que as pontas não queimem.

Toste os pinoles no forno por 5 minutos. Tome cuidado para não queimarem.

Para servir, desenforme a polenta, corte em fatias de 1 ou 2 cm de espessura e grelhe na churrasqueira ou na frigideira. Coloque a polenta diretamente sobre a grelha bem quente, sem óleo, e grelhe até que esteja quente e marcada dos lados. Ou então passe na frigideira com um pouco de azeite ou manteiga. Empilhe as fatias de polenta, alternando com camadas de legumes assados e queijo de cabra. É delicioso servido com rúcula e pinoles tostados.

POR PORÇÃO: 353 KCAL, 18 G GORDURAS, 5 G GORDURAS SATURADAS, 39 G CARBOIDRATOS, 0,82 G SÓDIO, 94 MG CÁLCIO.

---

* Patê de azeitonas pretas com anchovas e alcaparras.

pratos principais

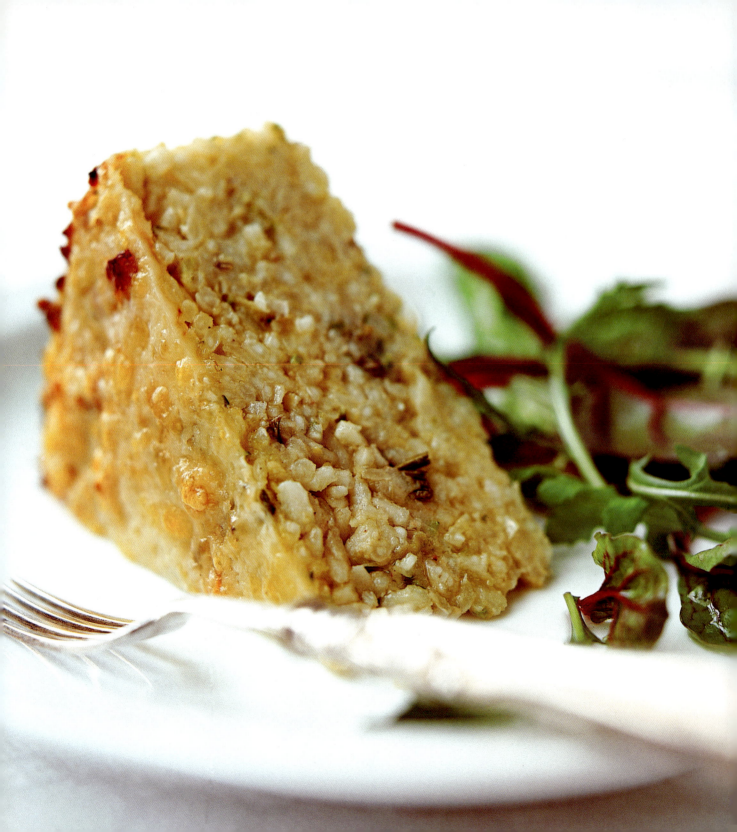

risoto gratinado de abobrinha com alecrim

O arroz é naturalmente livre de glúten e é extremamente versátil. São as camadas externas que contêm vitaminas B1, B2 e minerais, portanto, o arroz integral é nutricionalmente superior ao arroz branco.

350 g de arroz para risoto (arborio, carnaroli ou vilano nano)
Sal e pimenta-do-reino moída na hora
5 colheres de sopa de azeite de oliva extravirgem
275 g de cebolas picadinhas
2 dentes de alho picadinhos
350 g de abobrinha ralada na parte mais grossa do ralador
3 ovos médios (de preferência caipiras) batidos
4 colheres de sopa de creme de leite fresco
2 ou 3 colheres de sopa de alecrim fresco picado
¼ colher de chá de noz-moscada moída na hora
175 g de queijo gruyère
1 receita de tomate fundido (ver página 154)

Forma de torta de 20 cm de diâmetro.

Serve de 8 a 10 pessoas.

Unte bem a forma com azeite. Preaqueça o forno a 180 °C.

Cozinhe o arroz em uma panela com água fervente salgada por 8 minutos e escorra bem. Reserve.

Aqueça o azeite em uma panela e refogue as cebolas e o alho até amolecerem. Acrescente a abobrinha, tempere com sal e pimenta-do-reino moída na hora e cozinhe em fogo alto por 5 minutos. Transfira a mistura de legumes para uma tigela e deixe esfriar. Acrescente os ovos batidos, o arroz parcialmente cozido, o creme de leite, o alecrim, a noz-moscada, o sal e a pimenta-do--reino moída na hora e misture bem. Despeje a mistura na forma preaquecida, cubra com gruyère ralado e leve ao forno por 40 minutos ou até gratinar. Deixe esfriar na forma por 5 minutos antes de servir.

Experimente este risoto com tomate fundido ou com uma salada de folhas verdes e de tomates – excelente para piqueniques.

POR PORÇÃO: 430 KCAL, 22 G GORDURAS, 8 G GORDURAS SATURADAS, 47 G CARBOIDRATOS, 0,36 G SÓDIO, 271 MG CÁLCIO.

cogumelos recheados com pancetta e pinoles

Sirva estes deliciosos cogumelos com pão sem glúten ou para acompanhar um frango grelhado ou um filé com batatas.

10 g de manteiga amolecida
4 cogumelos grandes, com os talos reservados para o recheio

Para o recheio
1 colher de sopa de azeite
110 g de pancetta sem glúten, sem o couro e cortada em cubos de aproximadamente 1 cm
1 cebola picadinha
4 talos de cogumelos picados
1 dente de alho socado
Sal e pimenta-do-reino moída na hora
25 g de farinha de rosca sem glúten (ver página 118)
1 gema (de preferência de ovo caipira)
25 g de pinoles picados
½ colher de chá de raspas de limão
1 colher de sopa de tomilho fresco picado

Serve 4 pessoas.

Unte uma travessa refratária com manteiga e arrume os cogumelos em uma única camada.

Preaqueça o forno a 180 °C. Aqueça o azeite em uma frigideira e frite a pancetta até ficar crocante. Retire da frigideira, reduza o fogo e refogue a cebola na gordura da pancetta por cerca de 10 minutos. Adicione os talos de cogumelos picados e o alho. Tempere com um pouco de sal e pimenta-do-reino e continue a refogar até que os cogumelos amoleçam e a água evapore. Deixe esfriar um pouco, acrescente a farinha de rosca sem glúten e retorne a pancetta para a frigideira. Bata a gema em uma tigela e junte os pinoles picados, as raspas de limão e o tomilho. Misture todos os ingredientes do recheio, experimente e ajuste o tempero se necessário.

Tempere os cogumelos com um pouco de sal e pimenta-do--reino moída na hora e divida o recheio entre eles. O prato pode ser preparado com antecedência até este ponto.

Leve os cogumelos ao forno por cerca de 15 ou 20 minutos, até que estejam bem cozidos, mais ainda firmes e molhadinhos.

POR PORÇÃO: 255 KCAL, 21 G GORDURAS, 7 G GORDURAS SATURADAS, 6 G CARBOIDRATOS, 0,6 G SÓDIO, 39 MG CÁLCIO.

pratos principais

couve-flor gratinada
com queijo cheddar

Um prato maravilhosamente saboroso, que pode ser preparado com antecedência. Se possível, selecione uma couve-flor com folhas, pois elas também contribuem para o sabor.

1 couve-flor média com folhas
Sal e pimenta-do-reino moída na hora

Para o molho mornay
600 mℓ de leite com um fio de creme de leite
1 cebola fatiada
3 ou 4 fatias de cenoura
6 grãos de pimenta-preta
Tomilho ou salsinha fresca
Roux sem glúten (ver página 150)
150 g de queijo cheddar ralado, ou uma mistura de gruyère, parmesão e cheddar
½ colher de chá de mostarda de Dijon sem glúten
Salsinha picada para enfeitar

Serve 8 pessoas.

Preaqueça o forno a 230 °C.

Remova as folhas da couve-flor e lave-as junto com a flor. Coloque não mais do que 2,5 cm de água em uma panela em que caiba a couve-flor inteira; acrescente um pouco de sal e deixe ferver. Pique as folhas em pedaços pequenos e corte a couve-flor em quatro. Coloque a couve-flor sobre as folhas na panela, tampe e cozinhe até que ela esteja al dente, o que leva cerca de 15 minutos. Verifique o ponto espetando com uma faca: não deve haver resistência. Transfira a couve-flor e as folhas para uma travessa refratária.

Enquanto isso prepare o molho mornay. Coloque o leite frio em uma pequena panela com a cebola, a cenoura, os grãos de pimenta e as ervas. Ferva por 3 ou 4 minutos, tire do fogo, mas deixe na panela por mais 10 minutos.

Então coe o leite, jogue os legumes e as ervas fora, e leve de volta para o fogo. Engrosse com um pouco de roux sem glúten de modo a obter uma consistência cremosa. Acrescente a mostarda de Dijon e a maior parte do queijo ralado, reservando um pouco para espalhar por cima no final. Tempere com sal e pimenta-do-reino. Despeje o molho sobre a couve-flor e cubra com o restante do queijo. O prato pode ser preparado com antecedência até este ponto.

Leve ao forno para gratinar. Se tiver preparado o prato com antecedência e deixado esfriar completamente, vai levar de 20 a 25 minutos para aquecer no forno. Coloque um pouco sobre o grill para acabar de dourar.

Sirva com salsinha picada.

POR PORÇÃO: 299 KCAL, 22 G GORDURAS, 14 G GORDURAS SATURADAS, 17 G CARBOIDRATOS, 0,43 G SÓDIO, 249 MG CÁLCIO.

sopa de couve-flor com queijo

Siga a receita anterior, mas em vez de assar, liquidifique tudo com a água do cozimento da couve-flor e cerca de 850 mℓ de caldo caseiro de galinha para obter uma boa consistência. Experimente e ajuste o tempero se necessário. Sirva com croutons sem glúten (feitos com cubos de aproximadamente 1 cm de pão branco sem glúten, torrados), queijo cheddar em cubos e salsinha picada.

pimentões vermelhos recheados com arroz e tomate cereja

Estes pimentões são uma deliciosa entrada, um prato principal vegetariano ou um belo acompanhamento para carnes!

4 pimentões vermelhos
Azeite

Para o recheio
1 ½ colher de sopa de azeite
2 cebolas picadas
Sal e pimenta-do-reino moída na hora
2 dentes de alho picados
250 g de arroz basmati cozido
2 ou 3 colheres de sopa de pesto sem glúten (ver página 148)
16 tomates cereja
40 g de pinoles
2 colheres de sopa de salsinha lisa picada

Para a farinha de rosca na manteiga de salsinha
50 g de manteiga
110 g de farinha de rosca sem glúten (ver página 118)
25 g de salsinha lisa picada

Serve 2 pessoas como prato principal ou 4 como entrada.

Preaqueça o forno a 160 °C.

Retire com cuidado a tampa dos pimentões inserindo uma faca sob o talo e cortando em toda a volta. As sementes podem então ser removidas quase sem nenhum desperdício e o pimentão fica inteiro. Balance o pimentão para retirar as sementes soltas dentro dele e delicadamente corte fora a membrana branca.

Unte uma travessa refratária com azeite e esfregue um pouco dele nos pimentões. Arrume-os com a abertura para cima.

Para fazer o recheio, aqueça o azeite em uma frigideira e refogue as cebolas por 1 ou 2 minutos, até que comecem a dourar. Tempere com sal e pimenta-do-reino. Adicione o alho e refogue por mais um minuto. Remova da frigideira e deixe esfriar.

Enquanto isso, prepare a farinha de rosca sem glúten na manteiga de salsinha. Derreta a manteiga em uma panela e adicione a farinha de rosca e a salsinha picada. Tire logo do fogo e deixe esfriar.

Misture o arroz basmati cozido com o pesto em uma tigela. Corte os tomates cereja em quatro, pique os pinoles e junte à tigela com as cebolas e o alho. Adicione a salsinha picada, experimente e ajuste o tempero se necessário.

Reparta o recheio entre os pimentões e cubra com a farinha de rosca na manteiga de salsinha. A receita pode ser preparada com antecedência até este ponto, mas certifique-se de que todos os ingredientes estejam frios antes de rechear os pimentões.

Cubra a travessa com papel-alumínio e leve ao forno por 50 ou 60 minutos, retirando o papel 15 minutos antes do final para que a farinha de rosca doure. Os pimentões devem ainda estar al dente, ou os lados podem desmoronar.

POR PORÇÃO: 475 KCAL, 29 G GORDURAS, 9 G GORDURAS SATURADAS, 49 G CARBOIDRATOS, 0,35 G SÓDIO, 97 MG CÁLCIO.

pakoras picantes de legumes com raita

Pakoras são bolinhos indianos crocantes de legumes fritos com uma massa picante sem glúten. São excelentes servidos bem quentes com o refrescante iogurte raita.

Para os legumes
1 berinjela fina cortada em fatias fininhas
Sal
2 abobrinhas médias cortadas em fatias de 2,5 cm (ou, se forem grandes, cortar as fatias em quatro)
4 a 6 aspargos, se estiver na época
12 buquês de couve-flor ou de brócolis
6 cogumelos grandes cortados ao meio ou 12 pequenos
4 a 6 cebolinhas cortadas em pedaços

Para a massa
175 g de farinha de grão-de-bico
1 colher de sopa de coentro picado
2 colheres de chá de curry em pó (certifique-se de que não contém glúten)
1 colher de sopa de azeite
1 colher de sopa de suco de limão-siciliano
175 a 225 mℓ de água gelada
Óleo vegetal para fritar

Para decorar
Gomos de limão
Salsinha ou coentro fresco
Raita (ver receita a seguir) para servir

Serve 6 pessoas.

Primeiro prepare a raita, pois ela deve ser servida fria.

Coloque as fatias de berinjela em um escorredor, polvilhe com sal e deixe escorrer enquanto prepara os outros legumes. Escalde as abobrinhas, os aspargos (se for usar) e os buquês de couve-flor ou brócolis em panelas separadas com água salgada fervente por 2 minutos. Escorra, passe sob água fria e seque bem com papel toalha. Lave as fatias de berinjela e seque com papel toalha.

A seguir prepare a massa. Coloque a farinha de grão-de-bico, o coentro, o sal e o curry em uma tigela grande. Aos poucos adicione o azeite, o suco de limão e a água, misturando bem até que a consistência da massa fique cremosa. Deixe descansar por 1 hora.

Aqueça bastante óleo de boa qualidade em uma frigideira. Bata a massa levemente e mergulhe os legumes 5 a 5, deixando que o excesso de massa escorra de volta na tigela. Coloque os legumes com cuidado no óleo quente. Frite as pakoras por 2 ou 3 minutos de cada lado, virando-as com uma escumadeira. Escorra em papel toalha e mantenha-as aquecidas (destampadas) no forno baixo enquanto frita o restante. Verifique se o óleo voltou à temperatura correta antes de colocar mais bolinhos. Quando todos os legumes estiverem fritos, decore com gomos de limão e coentro ou salsinha fritos ou frescos. Sirva imediatamente com a raita.

POR PORÇÃO: 299 KCAL, 20 G GORDURAS, 2 G GORDURAS SATURADAS, 19 G CARBOIDRATOS, 0,29 G SÓDIO, 105 MG CÁLCIO.

raita de pepino e iogurte

¼ de pepino médio
½ colher de sopa de cebola picada
Sal e pimenta-do-reino moída na hora
150 mℓ de iogurte natural
½-1 tomate picado
1 colher de sopa de coentro picado ou ½ colher de sopa de salsinha e ½ colher de sopa de hortelã frescas e picadas
½ colher de chá de sementes de cominho inteiras

Descasque o pepino se preferir. Corte-o ao meio no sentido do comprimento, remova as sementes e corte em cubinhos. Coloque em uma tigela com a cebola, polvilhe com ¼ de colher de chá de sal e deixe perder a água por 5 a 10 minutos. Escorra e acrescente o iogurte com o tomate picado e as ervas. Aqueça as sementes de cominho, soque-as de leve e adicione à raita. Experimente e ajuste o tempero se necessário. Refrigere antes de servir.

POR PORÇÃO: 19 KCAL, 1 G GORDURAS, 0 G GORDURAS SATURADAS, 3 G CARBOIDRATOS, 0,15 G SÓDIO, 55 MG CÁLCIO.

curry de grão-de-bico, batata e espinafre

Radha Patterson, coproprietária (com Mary Maw) do excelente Empório Cargoes, em Belfast, passou-nos esta deliciosa receita vegetariana. Sinta-se à vontade para adicionar outros legumes, se quiser.

225 g de grão-de-bico deixado de molho de um dia para o outro
5 colheres de sopa de óleo de girassol
275 g de cebolas picadas
2 pimentas verdes frescas, sem sementes e bem picadinhas
2 colheres de chá de gengibre fresco ralado
1 colher de sopa de sementes de cominho
1 colher de sopa de páprica
2 colheres de sopa de extrato de tomate
1 colher de chá de sementes de feno-grego
2 colheres de chá de açafrão-da-índia
2 colheres de chá de cominho em pó
750 g de batata bolinha ou qualquer tipo de batata firme
Sal e pimenta-do-reino moída na hora
400 g de tomates em lata picados
225 g de espinafre sem os talos
2 colheres de sopa de coentro fresco

Serve de 6 a 8 pessoas.

Escorra o grão-de-bico, cubra com água fria fresca e leve para ferver. Reduza o fogo e cozinhe até ficar macio, o que pode levar de 30 a 60 minutos, dependendo da idade e da qualidade do grão.

Enquanto isso, aqueça 2 colheres de sopa do óleo em uma panela grande e adicione as cebolas picadas e as pimentas. Refogue até as cebolas ficarem amolecidas mas não douradas. Adicione o gengibre ralado e continue a refogar por mais um minuto.

Toste as sementes de cominho e a páprica em uma panela pequena. Tire do fogo e soque as sementes num socador de alho. Adicione as especiarias à cebola refogada e mexa bem.

Quando o grão-de-bico estiver cozido, retire do fogo e escorra, reservando o líquido de cozimento. Adicione o grão-de-bico à panela e mexa bem. Em uma tigela, misture o extrato de tomate com 150 mℓ do líquido de cozimento do grão-de-bico. Junte o feno-grego e despeje o líquido sobre o grão-de-bico. Cozinhe por mais 5 minutos.

Em uma frigideira, aqueça o restante do óleo de girassol e adicione o açafrão-da-índia e o cominho em pó. Quando o óleo estiver quente, coloque as batatas e tempere com sal e pimenta-do-reino moída na hora. Frite as batatas de todos os lados até que fiquem crocantes e então transfira-as para a panela com o grão-de-bico. Por último, acrescente os tomates picados e 500 mℓ do líquido de cozimento do grão-de-bico. Deixe ferver, tampe e reduza o fogo. Cozinhe por cerca de 20 ou 25 minutos ou até as batatas ficarem macias.

Acrescente as folhas de espinafre à panela, adicionando um pouco mais do líquido de cozimento do grão-de-bico se necessário. Cozinhe em fogo médio, com a panela destampada, por mais 3 ou 5 minutos, até que o espinafre amoleça. Experimente e ajuste o tempero se necessário.

Salpique com folhas de coentro e sirva com pão naan sem glúten (ver página 123) e arroz.

POR PORÇÃO: 379 KCAL, 14 G GORDURAS, 2 G GORDURAS SATURADAS, 51 G CARBOIDRATOS, 0,21 G SÓDIO, 228 MG CÁLCIO.

salmão tostado com pesto de coentro

Diversos tipos de peixe – e de carne – podem ser enrolados em folhas de arroz. Tenha sempre um pouco na despensa e experimente. Use folhas menores (de 17 cm de diâmetro) para fazer entradas.

200 a 450 g de filés de salmão selvagem ou orgânico – 110 g por pessoa para um prato principal ou 50 g como entrada: salmão é muito rico
Folhas de arroz (bánh tráng) de 23 cm de diâmetro
Folhas de coentro
Pesto de coentro (ver receita a seguir)
Sal e pimenta-do-reino moída na hora
Óleo de girassol para fritar

Para decorar
Gomos de limão
Raminhos de coentro

Serve 4 pessoas.

Retire a pele do salmão. Para isso, coloque o filé em uma tábua com o lado da pele para baixo. Segurando uma faca afiada a um ângulo de 45°, corte a carne junto ao rabo até alcançar a pele. Segure o rabo e vá soltando a pele devagar. Se a faca estiver com a inclinação correta, não deve haver desperdício.

Corte o filé de salmão em 4 pedaços, cada um de aproximadamente 7 cm × 5 cm para um prato principal.

Encha uma tigela grande com água quente. As folhas de arroz se quebram com facilidade, então segure-as com cuidado. Mergulhe uma folha por vez na água quente; ela vai amolecer em 5 ou 10 segundos.

Remova as folhas com cuidado, tire o excesso de água e coloque-as em um pano limpo. Tenha todo cuidado com as folhas amolecidas, pois rasgam com facilidade. Coloque 2 folhas de coentro no meio de cada folha.

Abra um dos pedaços de salmão com uma faca afiada quase ao meio, cortando até cerca de 2,5 cm do final (para que o salmão se abra como um livro).

Espalhe 1 colher de chá de pesto de coentro dentro do corte, tempere com sal e pimenta-do-reino moída na hora. Feche o filé e coloque-o sobre as folhas de coentro na folha de arroz.

Faça uma trouxinha de salmão dobrando a folha de arroz em volta dele, e pressionando para fechar bem.

Aqueça o óleo de girassol em uma frigideira antiaderente. Coloque a trouxa de salmão na frigideira – com o lado da apresentação para baixo – e frite por cerca de 4 minutos. Use uma espátula de plástico para virar e frite do outro lado. A folha de arroz deve ficar dourada e crocante. Se seu salmão for grosso, você pode optar por acabar de cozinhá-lo em uma assadeira no forno preaquecido a 180 °C, por 5 ou 10 minutos, para ter certeza de que ele esteja bem cozido e as folhas de arroz não queimem.

Transfira o salmão tostado para pratos quentes e sirva imediatamente com um gomo de limão-siciliano e ramos de coentro para decorar. É delicioso com uma salada verde e batata bolinha.

POR PORÇÃO, INCLUINDO O PESTO DE COENTRO: 455 KCAL, 36 G GORDURAS, 6 G GORDURAS SATURADAS, 6 G CARBOIDRATOS, 0,2 G SÓDIO, 110 MG CÁLCIO.

pesto de coentro

50 mℓ de azeite ou óleo de amendoim
1 cebolinha, com a parte verde e a branca, picada grosseiramente
1 dente de alho picado grosseiramente
1 colher de sopa de pinoles torrados
1 ½ colher de chá de suco de limão ou limão-siciliano
1 punhado de ramos de coentro com talos curtos
1 punhado de ramos de salsinha sem os talos grandes
Sal
Pimenta-de-caiena

Bata tudo, menos o sal e a pimenta, num liquidificador. Adicione o sal e umas pitadas de pimenta-de-caiena, e então volte a bater. Experimente e ajuste o tempero se necessário.

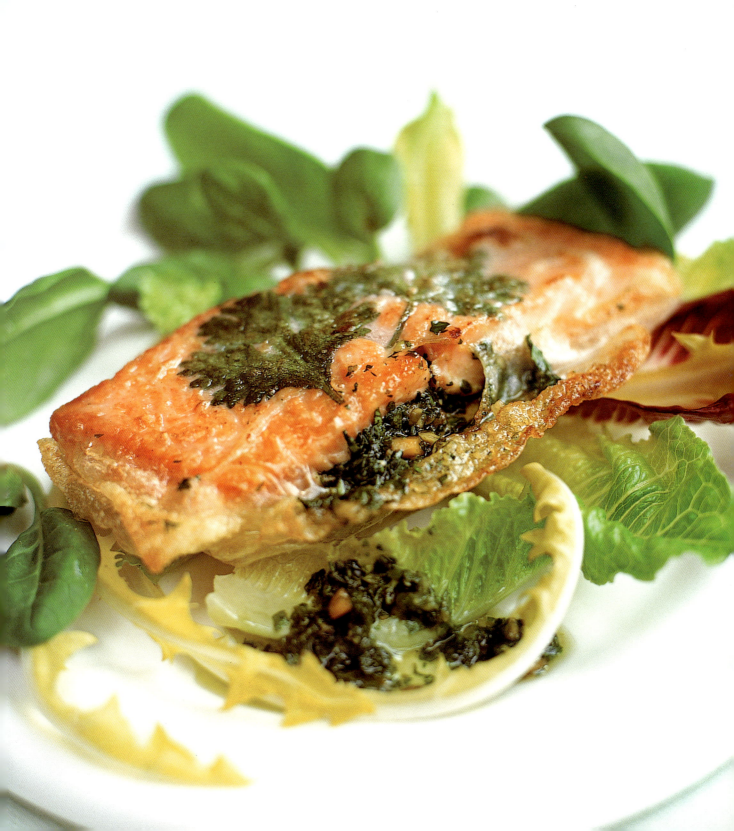

peixe crocante com molho tártaro

Quase qualquer peixe pode ser preparado assim, mas preste atenção para que o filé não seja grosso demais, ou pode ficar cru por dentro.

4 cavalas, linguados ou solhas limpos
Farinha de arroz temperada
2 ovos batidos com um pouco de leite
Farinha de rosca sem glúten (ver página 118)
Óleo de girassol para fritar

Para servir
Gomos de limão
Ramos de salsinha
Molho tártaro (ver receita a seguir)

Serve 4 pessoas como prato principal ou 8 como entrada.

Lave o filé de peixe cuidadosamente e seque com papel toalha. Aqueça o óleo em uma frigideira funda a 180 °C. Passe cada filé na farinha de arroz temperada, depois nos ovos e finalmente na farinha de rosca. Quando o óleo estiver quente, frite alguns filés por vez e coloque num prato forrado com papel toalha. Sirva com um gomo de limão, salsinha e molho tártaro.

POR PORÇÃO COMO PRATO PRINCIPAL: 606 KCAL, 47 G GORDURAS, 9 G GORDURAS SATURADAS, 9 G CARBOIDRATOS, 0,3 G SÓDIO, 69 MG CÁLCIO.

Molho tártaro

2 ovos cozidos
2 gemas cruas
¼ colher de chá de mostarda de Dijon sem glúten
350 mℓ de óleo de girassol ou de amendoim
1 ou 2 colheres de sopa de vinagre de vinho branco
Sal e pimenta-do-reino moída na hora

1 colher de chá de alcaparras picadas
1 colher de chá de pepino em conserva picado
2 colheres de chá de cebolinhas comuns ou francesas picadas
2 colheres de chá de salsa picada

Serve de 8 a 10 pessoas.

Passe as gemas cozidas em uma peneira (reserve as claras). Em uma tigela, misture-as com as gemas cruas, a mostarda e 1 colher de sopa de vinagre. Adicione o óleo gota a gota batendo rapidamente de modo a engrossar a mistura. Quando todo o óleo tiver sido usado, adicione as alcaparras, o pepino, as cebolinhas e a salsinha. Pique as claras cozidas e misture ao molho. Tempere e adicione um pouco mais de vinagre ou de suco de limão se necessário.

POR PORÇÃO: 400 KCAL, 43 G GORDURAS, 6 G GORDURAS SATURADAS, 0 G CARBOIDRATOS, 0,15 G SÓDIO, 20 MG CÁLCIO.

cavala grelhada com manteiga de agrião

Cavalas frescas são sublimes; você pode prepará-las de muitas maneiras, mas grelhadas ficam ótimas. Experimente grelhar outros peixes – tainha, pregado, pescada-branca e bacalhau são particularmente deliciosos.

8 filés de cavalas frescas (cerca de 175 g por pessoa para um prato principal ou 75 g para uma entrada)
Farinha de arroz temperada
Pedacinhos de manteiga
Manteiga de agrião (ver página 155)

Para servir
Gomos de limão
Ramos de salsinha ou de agrião

Serve 4 pessoas.

Primeiro prepare a manteiga de agrião e guarde na geladeira.

Preaqueça a grelha sobre o fogão. Passe os filés de peixe na farinha de arroz temperada. Retire o excesso de farinha e então passe um pouco de manteiga com uma faca no lado sem pele, como se estivesse passando manteiga no pão. Quando a grelha estiver bem quente, mas não saindo fumaça, coloque o filé de peixe com o lado da manteiga para baixo; o peixe deve chiar assim que encostar na grelha. Reduza um pouco a temperatura da grelha e deixe cozinhar por 4 ou 5 minutos antes de virar. Continue a cozinhar do outro lado até que fique crocante e dourado.

Sirva em pratos quentes com um gomo de limão, um ramo de salsinha ou agrião e algumas fatias de manteiga de agrião derretendo por cima.

Filés de peixes pequenos são deliciosos grelhados dessa maneira. Peixes com menos de 900 g, como a cavala, o arenque e a truta marinha, também podem ser grelhados inteiros. Peixes com mais de 900 g podem ser cortados em filés e depois em pedaços menores. Até mesmo peixes grandes, de 1,8 a 2,6 kg, podem ser grelhados inteiros. Deixe-os na grelha por cerca de 10 a 15 minutos de cada lado e então coloque no forno quente por mais 15 minutos para acabar de cozinhar.

POR PORÇÃO: 621 KCAL, 53 G GORDURAS, 21 G GORDURAS SATURADAS, 3 G CARBOIDRATOS, 0,44 G SÓDIO, 36 MG CÁLCIO.

torta de peixe com alho-poró na manteiga de alho à moda de Ballyandreen

Ballyandreen é um pequena enseada perto de Ballymaloe. Costumamos pegar caramujos e pequenos mariscos para completar a torta de peixe, mas ela fica deliciosa mesmo sem essas pequenas adições.

600 mℓ de leite
1 cebola pequena fatiada e 225 g de cebolas picadinhas
3 a 4 fatias de cenoura
3 grãos de pimenta-preta
1 folha de louro
1 ramo de tomilho
25 g de manteiga
225 g de cogumelos fatiados
1,1 kg de filés de peixes variados: bacalhau, hadoque e salmão (selvagem ou orgânico)
Sal e pimenta-do-reino moída na hora
Roux sem glúten (ver página 150)
2 colheres de sopa de creme de leite (opcional)
2 colheres de sopa de salsinha lisa picada
1 colher de sopa de endro picado
Batatas espumosas com ervas (ver receita a seguir)
Manteiga de alho (ver página 155)

Para o alho-poró na manteiga
8 alhos-porós médios fatiados
50 g de manteiga
2 colheres de sopa de água (se necessário)

Serve 6 pessoas.

Aqueça o leite em uma panela com a cebola fatiada, a cenoura, os grãos de pimenta, a folha de louro e o tomilho. Ferva por 3 ou 4 minutos, tire do fogo e deixe na panela por mais 10 minutos.

Refogue as cebolas picadas na manteiga em fogo brando até amolecerem. Coloque-as em um prato. Aumente o fogo, refogue os cogumelos na mesma manteiga e tempere com sal e pimenta-do-reino. Retire e junte à cebola amolecida.

Corte o peixe em pedaços de 150 g e tempere com sal e pimenta-do-reino moída na hora. Arrume o peixe em uma grande frigideira, em uma única camada, e cubra com o leite coado. Tampe e deixe cozinhar até que o peixe esteja no ponto – não mais do que 3 ou 4 minutos. Retire o peixe com uma escumadeira e descarte os ossos e a pele. Ferva o leite e engrosse-o com o roux sem glúten, acrescente o creme de leite

(se for usar), as ervas, o peixe, as cebolas e os cogumelos e verifique o tempero.

Prepare o alho-poró. Derreta a manteiga em uma panela e, quando começar a espumar, adicione o alho-poró mexendo bem para que fique totalmente coberto de manteiga. Tempere com sal e pimenta-do-reino moída na hora, tampe com uma folha de papel toalha e então com a tampa da panela e diminua o fogo. Cozinhe por cerca de 10 minutos, até que esteja macio e úmido, só adicionando água se começar a grudar.

Transfira a mistura de peixe para uma forma de torta grande e espalhe o alho-poró por cima. Decore com as batatas espumosas. A torta pode ser preparada com antecedência até este ponto.

Preaqueça o forno a 180 °C. Asse a torta por 10 a 15 minutos se o recheio e as batatas estiverem mornos, ou 30 minutos se tiver acabado de tirar a torta da geladeira. Passe uns minutos sobre o grill se quiser dourar as batatas. Sirva com manteiga de alho.

POR PORÇÃO COM O ALHO-PORÓ E AS BATATAS: 759 KCAL, 41 G GORDURAS, 21 G GORDURAS SATURADAS, 48 G CARBOIDRATOS, 0,68 G SÓDIO, 295 MG CÁLCIO.

batatas espumosas com ervas

900 g de batatas com casca
300 mℓ de leite integral
1 a 2 claras ou 1 ovo inteiro e 1 clara
Sal e pimenta-do-reino moída na hora
2 colheres de sopa de ervas frescas picadas (salsinha, cebolinha, tomilho, erva-cidreira)
25 a 50 g de manteiga

Lave bem as batatas e coloque-as em uma panela com água fria e uma boa pitada de sal e deixe ferver. Quando as batatas estiverem meio cozidas, cerca de 15 minutos, escorra dois terços da água, recoloque a tampa na panela, abaixe o fogo e deixe as batatas acabarem de cozinhar no vapor. Descasque assim que estiverem prontas, puxando as peles, e amasse enquanto ainda estiverem quentes. (Você também pode colocar as batata em um processador e bater até que fiquem cremosas.) Ferva o leite. Bata as claras e adicione-as ao purê quente. Misture o leite fervendo aos poucos de modo a obter uma consistência espumosa. Acrescente as ervas e então misture a manteiga e sal a gosto.

pratos principais 93

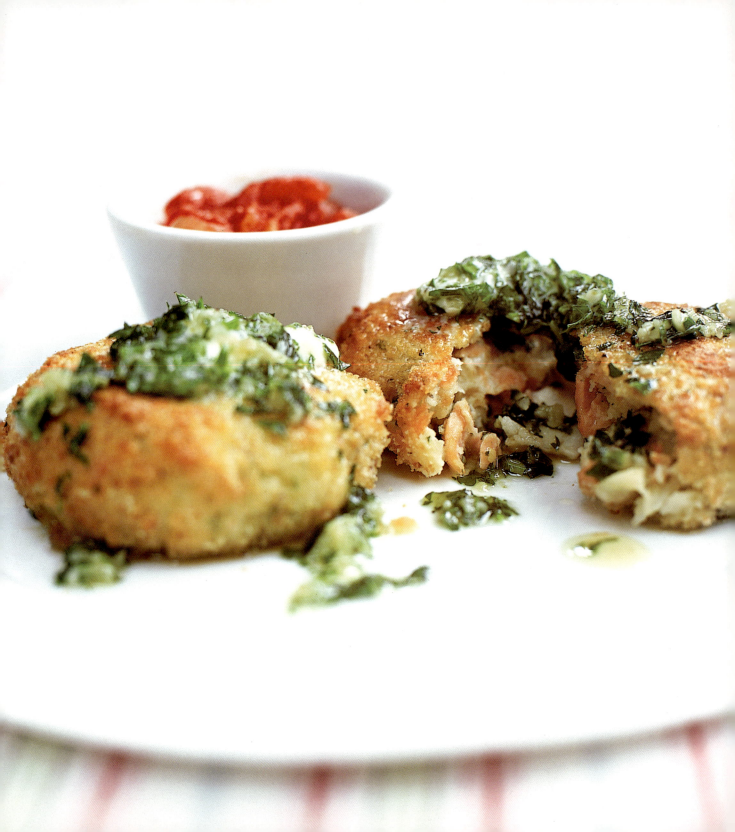

bolinhos de peixe com manteiga de salsinha ou de alho

Estes deliciosos bolinhos são uma excelente maneira de usar sobras de peixe. Você também pode servi-los com molho tártaro (ver página 92) ou então com um molho picante.

Manteiga de alho (ver página 155)
50 g de manteiga
225 g de cebolas picadinhas
225 g de purê de batata
450 g de sobras de peixe cozido (salmão selvagem ou orgânico, bacalhau, hadoque, pescada branca; um pouco de peixe defumado, como hadoque ou cavala também é bom), desfiados
2 colheres de sopa de molho de peixe (nam plá) sem glúten (opcional)
1 ovo (de preferência caipira) levemente batido
2 colheres de sopa de salsa picada
Sal e pimenta-do-reino moída na hora
Farinha de arroz temperada
1 ou 2 ovos (de preferência caipiras) levemente batidos
Farinha de rosca sem glúten (ver página 118)
Manteiga clarificada (ver página 112) ou uma mistura de manteiga e óleo, para fritar

Serve 8 pessoas.

Primeiro prepare a manteiga de alho e guarde na geladeira.

Derreta a manteiga em uma panela, adicione as cebolas, cubra e deixe cozinhar em fogo brando por 4 a 5 minutos, até amolecerem. Transfira para uma tigela, acrescente o purê de batata, o peixe desfiado, o molho de peixe (se for usar), 1 ovo batido e a salsinha. Tempere com sal e pimenta-do-reino moída na hora. Experimente e ajuste o tempero se necessário.

Faça 16 bolinhos. Passe-os na farinha de arroz temperada, então nos ovos batidos e finalmente na farinha de rosca sem glúten. Guarde na geladeira até a hora de fritar e então frite em fogo médio em manteiga clarificada até dourarem de todos os lados. Outra opção é assar os bolinhos no forno preaquecido, a 180 °C, por cerca de 25 minutos, virando-os uma vez, até que estejam bem quentes e dourados.

Sirva dois bolinhos por pessoa em pratos quentes com uma porção da manteiga de alho derretendo por cima de cada um e acompanhados com tomate fundido (ver página 154) e uma salada verde.

POR PORÇÃO, SEM A MANTEIGA DE ALHO: 287 KCAL, 19 G GORDURAS, 9 G GORDURAS SATURADAS, 14 G CARBOIDRATOS, 0,28 G SÓDIO, 42 MG CÁLCIO.

bolinhos de peixe tailandeses com molho tailandês

Hadoque, pescada branca ou bacalhau também funcionam muito bem nesta receita. Sirva com folhas de alface crocantes, muita erva fresca e molho tailandês.

1 cebola picadinha
4 cebolinhas em fatias finas
2 a 3 pimentas vermelhas picadinhas
2 talos de capim-limão picadinho
2,5 cm de gengibre ralado
3 dentes de alho socados com um pouco de sal
Óleo de girassol para fritar
450 g de filé de salmão sem a pele
2 folhas de limão kafir picotadas
3 colheres de sopa de coentro picado
1 clara (de preferência de ovo caipira)
75 g de farinha de arroz
Sal e pimenta-do-reino moída na hora
Molho tailandês (ver página 60)

Serve de 4 a 5 pessoas.

Misture a cebola, as cebolinhas, as pimentas, o capim-limão, o gengibre ralado e o alho socado. Aqueça 2 colheres de sopa de óleo de girassol em uma panela e refogue a mistura por 2 ou 3 minutos, até amolecer. Deixe esfriar.

Corte o salmão em cubinhos ou bata no processador por alguns segundos. Misture o refogado de cebola com o salmão, as folhas de limão kafir, o coentro, a clara e a farinha de arroz. Tempere com sal e pimenta-do-reino moída na hora.

Frite uma bolinha dessa massa em uma frigideira com óleo de girassol quente, verifique o tempero e ajuste se necessário. Faça de 8 a 10 bolinhos e amasse-os para formar discos de aproximadamente 1,5 cm de espessura. A esta altura, os bolinhos crus podem ser congelados, colocados entre folhas de papel-manteiga e cobertos com filme plástico. É preciso que descongelem completamente antes de fritar.

Aqueça um pouco de óleo de girassol em uma frigideira em fogo médio. Frite os bolinhos até que fiquem dourados e cozidos por dentro. Sirva com molho tailandês, salada de macarrão de arroz (ver página 52) e uma salada verde fresca.

POR PORÇÃO: 401 KCAL, 24G GORDURAS, 4 G GORDURAS SATURADAS, 19 G CARBOIDRATOS, 0,13 G SÓDIO, 48 MG CÁLCIO.

pratos principais 95

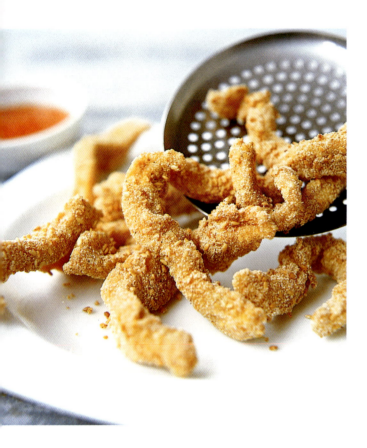

goujons de frango picantes

Corte os peitos de frango em tirinhas.

Misture os ingredientes da farinha temperada e coloque em um prato grande.

A seguir, prepare o molho de fogo.

Logo antes de servir, aqueça bastante óleo numa frigideira grande a 200 °C. Passe as tiras de frango no leite e em seguida na farinha temperada. Frite algumas tiras por vez.

Tempere as folhas de rúcula com o azeite e o vinagre. Arrume uma porção de rúcula em cada prato e complete com alguns goujons. Regue com o molho de fogo e sirva.

POR PORÇÃO: 331 KCAL, 7 G GORDURAS, 1 G GORDURAS SATURADAS, 31 G CARBOIDRATOS, 0,23 G SÓDIO, 89 MG CÁLCIO.

molho de fogo

2 a 4 pimentas vermelhas
4 dentes de alho socados
225 g de geleia de damasco
5 colheres de sopa de vinagre de vinho branco
Um pitada de sal

Serve de 8 a 10 pessoas.

Tire as sementes e pique as pimentas. Então bata todos os ingredientes num processador. Este molho pode ser guardado por até 2 semanas em um pote fechado na geladeira.

POR PORÇÃO: 85 KCAL, 0 G GORDURAS, 0 G GORDURAS SATURADAS, 22 G CARBOIDRATOS, 0,11 G SÓDIO, 5 MG CÁLCIO.

Esta é a maneira como o filho da Darina, Isaac Allen, chef do Crawford Gallery Café, em Cork, prepara goujons, ou empanados, de frango. São irresistíveis quando servidos logo depois de fritos com um molho picante adocicado.

4 peitos de frango sem pele e sem osso, de preferência caipira

Para a farinha temperada
150 g de farinha de arroz
3 colheres de sopa de sementes de gergelim
½ colher de sopa de curry em pó sem glúten
¼ colher de chá de pimenta-de-caiena
Sal e pimenta-do-reino moída na hora
Molho de fogo (ver receita a seguir)
Folhas de rúcula
Molho de azeite extravirgem e vinagre balsâmico
Óleo para fritar
Um pouco de leite

Serve 4 pessoas.

sanduíche crocante de frango com manjericão e pinole

Não se trata de um sanduíche no sentido tradicional – o peito de frango tem um recheio de manteiga de manjericão com alho e uma crosta crocante.

4 peitos de frango, de preferência caipira

Para o recheio
2 colheres de sopa de pinoles
1 xícara de folhas de manjericão fresco
50 g de queijo parmesão ralado na hora
2 dentes de alho picadinhos
50 g de manteiga amolecida
Sal e pimenta-do-reino moída na hora

Para a crosta
Farinha de arroz temperada
2 ovos (de preferência caipiras) levemente batidos
200 g de farinha de rosca sem glúten (ver página 118)
25 g de pinoles picadinhos

Serve 4 pessoas.

Preaqueça o forno a 180 °C. Espalhe os pinoles para o recheio em uma assadeira e toste por cerca de 8 minutos. Preste bastante atenção, pois podem queimar facilmente. Deixe esfriar.

Para fazer o recheio, coloque o manjericão, os pinoles tostados, o queijo parmesão, o alho e a manteiga amolecida em um processador. Adicione sal e pimenta-do-reino moída na hora e bata usando o botão pulsar. A manteiga está agora pronta para ser usada, ou você pode fazer um rolinho, embrulhar em papel-manteiga e congelar, se preferir guardar para depois.

Prepare o frango retirando primeiro o pequeno filé do peito de frango. Reserve. Com cuidado, abra o peito de frango, fazendo uma incisão no meio. Tempere com sal e pimenta-do-reino moída na hora e espalhe cerca de 1 colher de sopa da manteiga temperada em uma metade do peito de frango.

Coloque o pequeno filé retirado antes por cima da manteiga e feche o peito de frango. Aperte para selar e enrole o peito em forma de charuto. Repita com os outros peitos.

Passe cada peito de frango recheado primeiro na farinha de arroz temperado, em seguida nos ovos batidos, depois na farinha de rosca e finalmente nos pinoles picados. Esse processo pode ser repetido se você preferir uma crosta mais grossa.

Coloque os peitos de frango em uma assadeira e leve ao forno por aproximadamente 35 a 40 minutos, dependendo da espessura. Certifique-se de que estão bem cozidos cortando um deles na diagonal, para minimizar a perda da deliciosa manteiga de manjericão com alho, que vai escapar. O líquido que escapar deve estar transparente.

Sirva imediatamente com macarrão de arroz (experimente a salada vietnamita de macarrão da página 52) ou com batatas assadas e uma bela salada verde. O sanduíche também é delicioso com uma massa.

POR PORÇÃO: 547 KCAL, 30 G GORDURAS, 12 G GORDURAS SATURADAS, 22 G CARBOIDRATOS, 0,65 G SÓDIO, 228 MG CÁLCIO.

torta de frango, cogumelo e estragão

Tortas de frango estão entre os pratos mais reconfortantes e saborosos. E agora celíacos também podem apreciar este perpétuo favorito. Procure usar peitos de frango orgânicos se possível.

1,2 ℓ de caldo caseiro de galinha (ver página 153)
700 g peitos de frango (de preferência caipira e orgânico)
1 receita de massa para torta da Rosemary (ver página 150)
2 receitas de creme de cogumelos (ver página 151), preparada sem a salsinha e a cebolinha
1 colher de sopa de estragão picado
Sal e pimenta-do-reino moída na hora
1 ovo batido para pincelar

Forma de torta redonda ou oval de 23 cm de diâmetro e 4 cm de profundidade

Serve 6 pessoas.

Ferva o caldo de galinha em uma panela grande o suficiente para acomodar os peitos de frango em uma camada. Cozinhe o frango por 5 a 7 minutos, dependendo do tamanho. Desligue o fogo, tampe e deixe-o esfriar no líquido. Remova com uma escumadeira e reserve o caldo.

Prepare a massa da torta conforme e receita. Cubra e guarde na geladeira.

Enquanto isso, faça uma dupla receita de creme de cogumelos e adicione o estragão picado. Deixe o creme reduzir por alguns minutos. Acrescente de 175 a 225 mℓ do caldo de galinha reservado – isso vai deixar o recheio da torta bem molhadinho.

Corte o frango em pedaços de aproximadamente 2,5 cm e acrescente o creme de cogumelos. (Se estiver preparando a torta com antecedência, deixe o frango esfriar primeiro.) Tempere com sal e pimenta-do-reino moída na hora.

Preaqueça o forno a 180 °C.

Coloque o recheio na forma. Abra a massa até ficar com 3 ou 5 mm de espessura. Pincele a borda da forma com água e grude uma tira estreita de massa em torno da borda. Pincele o ovo batido nessa tira e então coloque a tampa da massa. Corte os excessos e aperte com um grafo para que as duas camadas de massa grudem bem.

Pincele a tampa com ovo e abra as sobras para fazer pequenos enfeites para decorar a torta. Pincele a decoração com ovo. Faça uma incisão no centro para que o vapor escape, então leve ao forno por 45 minutos, até que a torta esteja dourada e o recheio quente. Uma cobertura de purê de batata (ver página 93) no lugar de massa é deliciosamente reconfortante.

Sirva com uma salada verde.

POR PORÇÃO: 724 KCAL, 45 G GORDURAS, 27 G GORDURAS SATURADAS, 42 G CARBOIDRATOS, 0,96 G SÓDIO, 115 MG CÁLCIO.

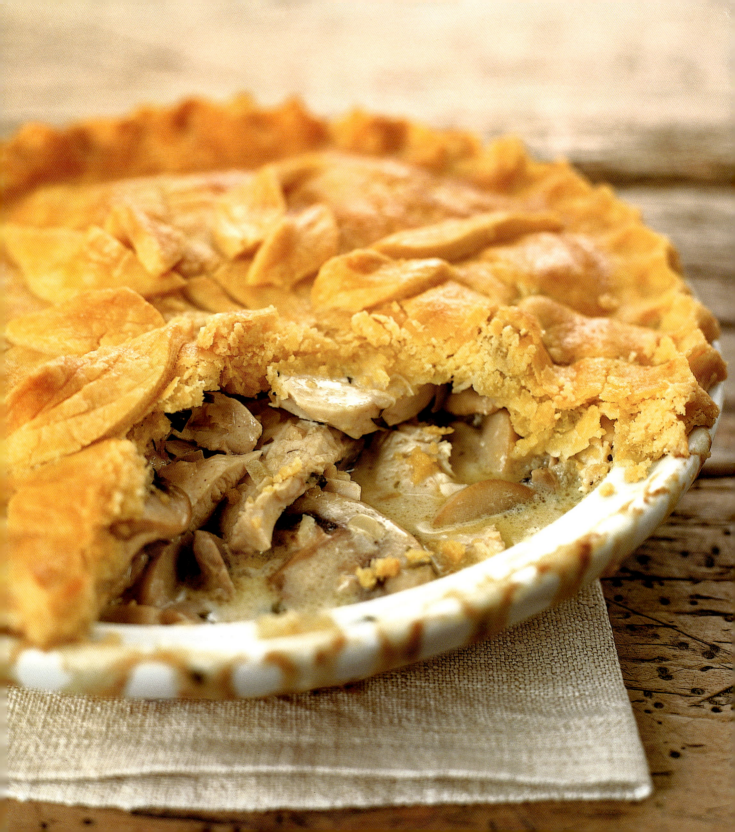

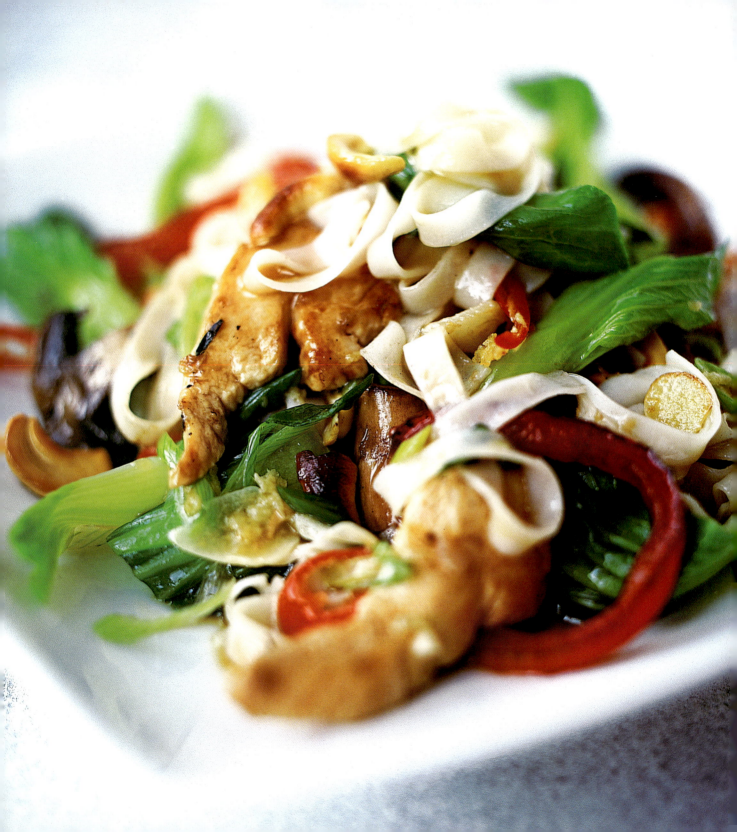

frango tailandês refogado com bok choy

Pratos refogados são uma maneira brilhante de preparar refeições saborosas e saudáveis.
E cozinhar em apenas uma panela ajuda na hora de limpar! Para variar, experimente espinafre e camarões no lugar de bok choy e frango.

110 g de macarrão de arroz sem glúten
225 g de bok choy
2 pimentas vermelhas sem sementes e fatiadas na diagonal
10 cebolinhas picadas na diagonal
1 colher de sopa de gengibre ralado
1 colher de chá de alho picado
150 g de cogumelos fatiados
500 g de peito de frango (de preferência caipira e orgânico) cortado em tirinhas
Óleo vegetal para fritar
1 colher de sopa de amido de milho
125 mℓ de caldo caseiro de galinha (ver página 153)
1 pimentão vermelho, sem sementes e cortados em tiras transversais (não no sentido do comprimento)
75 g de castanhas-de-caju
2 colheres de sopa de molho de soja tamari sem glúten
2 colheres de sopa de molho de peixe (nam plá) sem glúten
Algumas gotas de óleo de gergelim torrado (opcional)
Folhas de coentro para decorar

Serve 4 pessoas.

Mergulhe o macarrão de arroz em uma tigela de água muito quente por cerca de 15 a 20 minutos, até que amoleça. Escorra.

Remova os talos do bok choy e corte-os em pedaços de aproximadamente 2,5 cm. Corte também as folhas em quadrados de 2,5 cm e mantenha-as separadas dos talos. Reserve até o momento de usar.

Prepare todos os legumes e o frango antes de começar a cozinhar. Aqueça uma wok ou uma frigideira grande em fogo alto até que comece a sair fumaça, acrescente 2 colheres de sopa de óleo e deixe-o esquentar. Adicione as pimentas, as cebolinhas, o gengibre e o alho e misture bem. Acrescente os cogumelos e refogue em fogo alto, mexendo sem parar por 2 minutos até que amoleçam. Remova da frigideira e reserve.

Aqueça outra colher de sopa de óleo se necessário e acrescente o frango à frigideira. Frite, mexendo sem parar, por 3 a 4 minutos, até dourar.

Em uma tigela pequena, misture o amido de milho com o caldo de galinha frio e reserve.

Coloque as tiras de pimentão, as castanhas-de-caju, o molho de soja tamari e o molho de peixe na frigideira. Misture por 1 minuto. Retorne o refogado de cebola para a panela, mexa bem e adicione o macarrão de arroz. Misture tudo. Adicione o caldo de galinha com o amido de milho e mexa. Deixe o molho engrossar e então acrescente os talos de bok choy. Misture mais um minuto em fogo alto antes de adicionar as folhas de bok choy. Mexa por mais um minuto ou dois até que a verdura comece a amolecer e o macarrão esteja quente. Se quiser, acrescente algumas gotas de óleo de gergelim.

Sirva imediatamente em pratos quentes, decorados com folhas de coentro.

POR PORÇÃO: 450 KCAL, 17 G GORDURAS, 2 G GORDURAS SATURADAS, 39 G CARBOIDRATOS, 1,33 G SÓDIO, 74 MG CÁLCIO.

gratinado de frango com brócolis

Este é um desses pratos que podem encher a boca de água ou ser um desastre. Seu sucesso depende do cozimento do brócolis para que fique verdinho e al dente.

1 frango de 1,6 kg (de preferência caipira)
2 cenouras fatiadas
2 cebolas fatiadas
1 ramo de tomilho e 1 ramo de estragão
Alguns grãos de pimenta-preta
300 mℓ de caldo caseiro de galinha (ver página 153)
Sal e pimenta-do-reino moída na hora
450 g de brócolis
110 g de cogumelos fatiados
Um pouco de manteiga
175 mℓ de leite
150 mℓ de creme de leite fresco
2 colheres de chá de estragão ou manjerona picados
Roux sem glúten (ver página 150)
25 g de farinha de rosca amanteigada sem glúten (ver receita a seguir)
25 g de queijo cheddar curtido ralado

Forma de lasanha de 25 cm × 20 cm.

Serve 6 pessoas.

Coloque o frango em uma caçarola grande com as cenouras e as cebolas. Junte os ramos de tomilho e estragão e os grãos de pimenta. Acrescente o caldo de galinha, deixe ferver, tampe e cozinhe por 1 a 1 ½ hora, até o frango estar no ponto.

Enquanto isso, ferva 600 mℓ de água com 1 ½ colheres de chá de sal. Cozinhe os buquês de brócolis, sem tampa, na água salgada até que fiquem al dente. Escorra e passe por água fria; então reserve.

Refogue os cogumelos na manteiga em uma panela quente, tempere com sal e pimenta-do-reino moída na hora e também reserve.

Quando o frango estiver cozido, retire a carne de um lado e corte em pedaços pequenos. (Guarde o restante para outra receita ou dobre os ingredientes desta.)

Coe e tire a gordura do líquido de cozimento. Volte o caldo para a panela, acrescente o leite e o creme e deixe ferver. Adicione o estragão ou a manjerona, cozinhe por alguns minutos, engrosse um pouco com o roux sem glúten e coloque o frango no molho. Tempere com sal e pimenta-do-reino moída na hora.

Preaqueça o forno a 180 °C e unte uma forma de lasanha com manteiga. Arrume uma camada de brócolis na base, espalhe os cogumelos refogados por cima e cubra com a mistura cremosa de frango.

Misture a farinha de rosca sem glúten amanteigada com o queijo ralado e espalhe por cima de tudo. Leve ao forno por 15 a 20 minutos, então passe sobre o grill por alguns minutos até que fique bem dourado e crocante. Sirva imediatamente.

POR PORÇÃO: 517 KCAL, 33 G GORDURAS, 18 G GORDURAS SATURADAS, 25 G CARBOIDRATOS, 0,45 G SÓDIO, 183 MG CÁLCIO.

farinha de rosca amanteigada sem glúten

Derreta 10 g de manteiga, tire do fogo e misture 25 g de farinha de rosca sem glúten (ver página 118). Deixe esfriar.

peru assado à moda antiga com recheio de ervas frescas

Um peru não seria o mesmo sem o recheio, especialmente no Natal. Você pode assar um frango do mesmo modo, mas use ¼ do recheio.

1 peru de 4,5 kg a 5,5 kg com pescoço e miúdos (de preferência caipira e orgânico)
Roux sem glúten (opcional; ver página 150)

Para o recheio de ervas frescas
350 g de cebolas picadas
175 g de manteiga
400 a 450 g de farinha de rosca sem glúten (ver página 118)
50 g de ervas frescas picadas, por exemplo salsinha, tomilho, cebolinha, manjerona, segurelha, erva-cidreira
Sal e pimenta-do-reino moída na hora

Para o caldo
Pescoço, miúdos e fúrcula do peru
2 cenouras fatiadas
2 cebolas fatiadas
1 talo de salsão
1 bouquet garni
3 ou 4 grãos de pimenta-preta

Para cobrir o peru
225 g de manteiga
1 quadrado de musselina (opcional)

Para decorar
Ramos de salsinha ou de agrião

Para servir
Molho gravy
Molho de cranberry sem glúten

Serve de 10 a 12 pessoas.

Remova a fúrcula do pescoço do peru, para que fique mais fácil de cortar depois. Faça um caldo de peru. Em uma panela grande, cubra com água fria o pescoço, a fúrcula, os miúdos, os legumes e o bouquet garni (guarde o fígado para fazer um patê). Deixe ferver, abaixe o fogo e então deixe cozinhar por 3 horas, enquanto o peru está sendo preparado e assado.

Para fazer o recheio de ervas frescas, refogue as cebolas na manteiga por cerca de 10 minutos, até que amoleçam, então acrescente a farinha de rosca sem glúten, as ervas e um pouco de sal e pimenta-do-reino. Deixe esfriar. Se necessário, lave e seque a cavidade do peru, então tempere com sal e pimenta-do-reino e encha-o com metade do recheio frio. Coloque o restante do recheio no papo.

Preaqueça o forno a 180 °C.

Pese o peru e calcule o tempo de forno. Considere aproximadamente 15 minutos por 450 g e mais 15 minutos.

Derreta 4 colheres de chá de manteiga e mergulhe nela uma peça de musselina de boa qualidade. Cubra o peru completamente com a musselina amanteigada e leve ao forno por cerca de 3-3 ½ horas. Graças à musselina, não há necessidade de regar constantemente enquanto o peru assa. O peru doura perfeitamente dessa maneira, mas se preferi-lo ainda mais crocante, remova a musselina 10 minutos antes de tirar do forno. Outra opção é esfregar bem o peito, as coxas e o papo com manteiga amolecida e temperar com sal e pimenta-do-reino moída na hora. Se optar por não cobrir o peru com a musselina amanteigada, talvez seja melhor cobri-lo com papel-alumínio. No entanto, o peru ficará mais para cozido do que para assado, no sentido estrito da palavra.

Verifique se o peru está pronto furando a parte mais espessa da base da coxa e examinando o líquido que escorre: deve ser transparente. Coloque o peru em uma tábua ou travessa, mantenha-o aquecido e deixe que descanse enquanto você prepara o molho.

Para fazer o molho gravy, retire o excesso de gordura da assadeira. Então jogue um pouco do caldo de miúdos bem quente dentro dela. Use um fouet para raspar o fundo e dissolver o líquido caramelizado que se formou enquanto o peru assava. Leve ao fogo e ferva bem. Tempere e engrosse com um pouco de roux sem glúten se quiser. Experimente e ajuste o tempero se necessário. Coe o gravy em uma molheira quente.

Se possível, sirva o peru em uma travessa bem grande, cercado de batatas assadas crocantes e decorado com ramos de salsinha ou agrião e talvez um raminho de azevinho (cuidado para que ninguém coma as frutinhas vermelhas!).

Sirva com molho de cranberry sem glúten e molho de pão sem glúten.

POR PORÇÃO: 621 KCAL, 34 G GORDURAS, 17 G GORDURAS SATURADAS, 18 G CARBOIDRATOS, 0,55 G SÓDIO, 74 MG CÁLCIO.

pratos principais

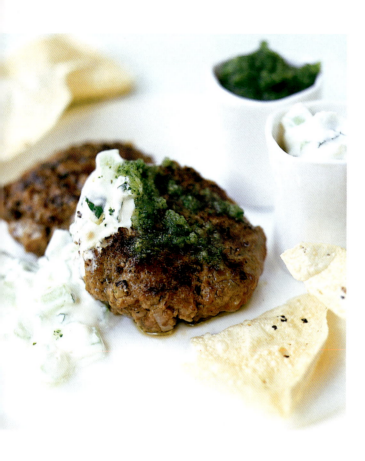

hambúrguer de cordeiro com tzatziki, chutney de hortelã e papari

Todo mundo gosta de fazer hambúrgueres, mas por que não usar cordeiro de vez em quando? Peça para seu açougueiro moer um pouco de paleta de cordeiro.

225 g de cebolas picadinhas
50 g de manteiga ou 2 colheres de sopa de azeite de oliva extravirgem
1 kg de paleta de cordeiro moída
2 colheres de chá de sementes de coentro tostadas e moídas
2 colheres de chá de sementes de cominho tostadas e moídas
2 ovos (de preferência caipiras) levemente batidos
Sal e pimenta-do-reino moída na hora

Para servir
4 paparis (certifique-se de que são sem glúten)
Óleo de girassol
Tzatziki (ver página 154)
Chutney de hortelã fresca (ver página 154)

Serve 6 pessoas.

Refogue as cebolas picadinhas na manteiga ou no azeite até amolecerem. Deixe esfriar. Misture-as à carne de cordeiro moída e com as ervas. Adicione os ovos batidos e misture bem. Tempere com sal e pimenta-do-reino moída na hora. Modele 12 hambúrgueres e guarde na geladeira até a hora de grelhar.

Grelhe os hambúrgueres na churrasqueira ou em uma frigideira quente por cerca de 4 minutos de cada lado, de acordo com o ponto.

Frite os paparis ou então pincele-os com azeite e leve-os ao forno, sobre o grill quente, por alguns segundos, até inflarem.

Sirva os hambúrgueres de cordeiro com os paparis, o tzatziki e o chutney de hortelã fresca.

POR PORÇÃO, INCLUINDO OS PAPARIS, TZATZIKI E CHUTNEY DE HORTELÃ:
614 KCAL, 41 G GORDURAS, 21 G GORDURAS SATURADAS, 20 G CARBOIDRATOS, 0,52 G SÓDIO, 227 MG CÁLCIO.

korma de cordeiro

Radha Patterson, nativa de Déli, na Índia, nos deu esta receita. Radha é coproprietária (com Mary Maw) de um maravilhoso empório em Belfast chamado Cargoes, onde Rosemary trabalhou por um tempo.

1,1 kg de cordeiro desossado (pernil ou paleta, por exemplo)
2 colheres de sopa de sementes de coentro inteiras
2 colheres de sopa de páprica
2 colheres de chá de açafrão-da-índia
4 colheres de sopa de óleo vegetal
225 g de cebolas picadinhas
10 vagens de cardamomo
1 pau de canela
6 grãos de pimenta-preta
6 cravos-da-índia
2 colheres de chá de gengibre ralado
4 dentes de alho, socados com um pouco de sal
25 g de manteiga clarificada (ver página 112)
500 mℓ de iogurte natural
225 mℓ de creme de leite fresco
75 g de farinha de amêndoa

Serve 8 pessoas.

Corte o cordeiro em cubos de aproximadamente 4 cm e guarde na geladeira.

Toste as sementes de coentro em uma panela em fogo médio por 1ou 2 minutos. Tire do fogo e soque-as em um socador de alho. Misture o coentro socado com a páprica e o açafrão-da--índia. Reserve.

Aqueça o óleo em uma panela grande, acrescente as cebolas e refogue em fogo médio até que comecem a dourar. Transfira para um prato. Na mesma panela, coloque as vagens de cardamomo, o pau de canela, os grãos de pimenta, os cravos-da-índia e frite para aromatizar o óleo. Então remova cuidadosamente os condimentos com uma escumadeira e jogue fora.

Retorne as cebolas para a panela e acrescente o gengibre ralado e o alho socado. Adicione o coentro, o açafrão-da-índia e a páprica em pó e cozinhe por 1 ou 2 minutos. Transfira para um prato.

Na mesma panela, aqueça a manteiga clarificada e doure a carne em fogo alto. Volte as cebolas e a mistura de temperos para a panela e misture bem com o cordeiro. Acrescente o iogurte natural, uma colher de sopa por vez, mexendo bem.

Adicione um pouco de água, o suficiente para cobrir o cordeiro. Cuidado para não colocar água demais, para evitar que o molho fique muito ralo. (Se, no entanto, estiver fazendo este prato com antecedência, para aquecer depois, o molho vai engrossar um pouco, então você vai precisar acrescentar um pouco mais de água para chegar à consistência desejada.) Misture tudo e tampe.

Deixe cozinhar no fogão ou, ainda melhor, no forno, a 160 °C, por cerca de 1 hora ou até que a carne esteja no ponto. Quando o cordeiro estiver macio, misture o creme de leite e a farinha de amêndoa e deixe cozinhar mais um pouco até que tudo esteja quente.

Sirva com pão naan sem glúten (ver página 123) e arroz.

POR PORÇÃO: 504 KCAL, 37 G GORDURAS, 15 G GORDURAS SATURADAS, 11 G CARBOIDRATOS, 0,15 G SÓDIO, 195 MG CÁLCIO.

hambúrguer com cogumelos portobello e manteiga de manjerona

Para hambúrgueres perfeitos, sempre use a carne no dia em que foi moída. Um pouco de gordura na carne deixa os hambúrgueres mais macios e molhadinhos.

10 g de manteiga
50 g de cebolas picadas
450 g de carne moída (fraldinha, patinho ou alcatra)
½ colher de chá de folhas de tomilho fresco
½ colher de chá de salsinha lisa picada
1 ovo pequeno (de preferência caipira) batido (opcional)
Sal e pimenta-do-reino moída na hora
Redenho de porco (opcional)
Azeite
4 a 6 cogumelos portobello
Azeite de oliva extravirgem
1 dente de alho fatiado
2 ou 3 pães de hambúrguer sem glúten

Para a manteiga de manjerona
50 g de manteiga
2 colheres de sopa de manjerona picada

Serve de 4 a 6 pessoas.

Preaqueça o forno a 200 °C.

Derreta a manteiga em uma panela e adicione as cebolas picadas. Refogue até que amoleçam; então deixe esfriar.

Enquanto isso, misture a carne moída com as ervas e o ovo batido (se for usar; não é essencial, mas a adição do ovo ajuda a dar ligar ao hambúrguer e aumenta o valor nutricional do alimento), tempere com sal e pimenta-do-reino moída na hora, junte as cebolas refogadas e misture bem. Frite um pedacinho para verificar o tempero e ajustar se necessário. Então faça de 4 a 6 hambúrgueres. Enrole cada um bem firme com o redenho (se for usar) para permitir contração enquanto assam.

Prepare a manteiga de manjerona. Bata a manteiga, acrescente a manjerona e bastante pimenta-do-reino moída na hora. Faça um rolo, embrulhe com papel-manteiga e papel-alumínio e guarde na geladeira.

Remova os talos dos cogumelos e jogue fora. Coloque os cogumelos em uma assadeira. Regue com azeite extravirgem, tempere com sal e pimenta-do-reino moída na hora e cubra com algumas fatias finas de alho. Asse no forno por 10 a 15 minutos, até que fiquem macios e tostados.

Preaqueça a grelha sobre o fogão. Quando estiver quente, grelhe os hambúrgueres por 4 minutos de cada lado, ou conforme o gosto. Se os hambúrgueres forem grelhados em levas, certifique-se de lavar e secar a grelha entre as levas.

Corte ao meio os pães de hambúrguer sem glúten. Coloque uma metade em um prato aquecido e por cima ponha um hambúrguer e um cogumelo portobello. Sirva imediatamente com uma porção de manteiga de manjerona derretendo sobre o cogumelo.

POR PORÇÃO: 463 KCAL, 31 G GORDURAS, 15 G GORDURAS SATURADAS, 15 G CARBOIDRATOS, 0,48 G SÓDIO, 90 MG CÁLCIO.

cozido de carne italiano

Este é um cozido rico e suculento – o prato certo para uma fria noite de inverno. Sirva com batatas ou macarrão de arroz e uma bela salada verde.

1,3 kg de carne para cozido
3 colheres de sopa de azeite de oliva extravirgem
275 g de cebolas fatiadas
2 cenouras grandes, cortadas em fatias de aproximadamente 1 cm
1 colher de sopa de fécula de batata
150 mℓ de vinho tinto
150 mℓ de caldo caseiro de carne (ver página 152)
225 mℓ de purê de tomate caseiro (ver receita a seguir)
Sal e pimenta-do-reino moída na hora
150 g de cogumelos fatiados
2 colheres de sopa de salsa picada
12 a 16 azeitonas pretas ou verdes (opcional)

Serve de 6 a 8 pessoas.

Preaqueça o forno a 160 °C.

Retire os excessos de gordura da carne e corte-a em cubos de aproximadamente 4 cm.

Aqueça 1 colher de sopa de azeite em uma caçarola que possa ir ao forno e refogue as cebolas e as cenouras em fogo brando por 10 minutos com a panela tampada.

Aqueça um pouco mais de azeite em uma frigideira até quase sair fumaça. Doure a carne de todos os lados, reduza o fogo, adicione a fécula de batata e cozinhe por 1 minuto. Misture o vinho, o caldo de carne sem glúten e o purê de tomates e adicione aos poucos à frigideira.

Tempere com sal e pimenta-do-reino moída na hora. Tampe e cozinhe no forno por 2 ½-3 horas.

Enquanto isso, aqueça mais uma colher de sopa de azeite em uma frigideira e refogue os cogumelos. Adicione à frigideira, com a salsinha, cerca de 30 minutos antes de terminar de cozinhar. Acrescente as azeitonas (se for usar) 5 minutos antes de terminar de cozinhar.

POR PORÇÃO: 452 KCAL, 17 G GORDURAS, 6 G GORDURAS SATURADAS, 13 G CARBOIDRATOS, 0,31 G SÓDIO, 52 MG CÁLCIO.

purê de tomate

Purê de tomate é uma das melhores maneiras de preservar o sabor dos tomates de verão maduros no inverno. Use para sopas, cozidos, entre outros preparos.

900 g de tomates bem maduros
1 cebola pequena picada
1 colher de chá de açúcar
1 boa pitada de sal e pimenta-do-reino moída na hora

Corte os tomates em quatro e coloque em uma panela de aço inoxidável com a cebola, o açúcar, o sal e a pimenta-do-reino moída na hora. Cozinhe em fogo brando até que os tomates derretam (não é preciso colocar água). Passe por uma peneira. Deixe esfriar e então guarde na geladeira ou congele em frascos.

POR RECEITA: 223 KCAL, 3 G GORDURAS, 0 G GORDURAS SATURADAS, 44 G CARBOIDRATOS, 0,88 G SÓDIO, 98 MG CÁLCIO.

almôndegas com molho de tomate e alcaparras

Almôndegas suculentas em um molho de tomate forte. Se não gosta de alcaparras, simplesmente as deixe de fora – o prato ficará delicioso de qualquer maneira.

Para as almôndegas
6 colheres de sopa de azeite de oliva extravirgem
150 g de cebolas picadinhas
1 dente de alho socado
900 g de carne moída no dia, com pouca gordura se preferir
1 colher de sopa de alcaparras
50 g de queijo parmesão ralado na hora
2 colheres de sopa de tomilho e manjerona frescos e picados
1 ovo (de preferência caipira) batido
Sal e pimenta-do-reino moída na hora

Para o molho de tomate com alcaparras
2 colheres de sopa de alcaparras
1 colher de sopa de azeite de oliva extravirgem
125 g de cebolas fatiadas
1 dente de alho socado
150 mℓ de vinho branco seco
2 ½ latas de 400 g de tomates
Açúcar
1 bola de mozarela de búfala de 150 g
Folhas de manjericão

Serve 6 pessoas.

Para fazer as almôndegas, aqueça 2 colheres de sopa de azeite em uma panela de aço inoxidável em fogo brando e adicione as cebolas e o alho. Tampe a panela e deixe cozinhar por 4 minutos. Deixe esfriar.

Em uma tigela grande, misture a carne moída com a cebola e o alho refogados. Passe as alcaparras sob água fria, seque--as com papel toalha e pique-as. Adicione as alcaparras, o parmesão ralado, as ervas e o ovo batido à carne moída. Tempere com sal e pimenta-do-reino e misture bem.

Frite um pedacinho para verificar o tempero e ajustar se necessário. Divida a mistura em 6 porções grandes ou 12 pequenas e faça uma bolinha com cada uma delas. Cubra as almôndegas e guarde-as na geladeira até a hora de usar.

Enquanto isso, prepare o molho de tomate com alcaparras. Passe as alcaparras sob água fria, seque-as com papel toalha e pique-as.

Aqueça o azeite em uma panela de aço inoxidável. Adicione as cebolas fatiadas e o alho socado e mexa bem. Tampe e deixe cozinhar em fogo brando até que amoleçam.

Acrescente o vinho e continue a cozinhar até que o líquido tenha sido quase completamente absorvido. Agora misture as alcaparras. Fatie os tomates em lata e adicione à panela com todo o suco. Tempere com sal e pimenta-do-reino moída na hora e açúcar. Cozinhe, sem tampa, por cerca de 30 minutos, ou até que os tomates amoleçam.

Preaqueça o forno a 180 °C.

Preaqueça uma caçarola de ferro. Adicione as últimas 4 colheres de sopa de azeite e frite as almôndegas (em etapas se necessário) até ficarem bem douradas de todos os lados. Cuidado para que não quebrem.

Diminua o fogo e cubra as almôndegas com o molho de tomate e alcaparras. Adicione as fatias de mozarela de búfala e as folhas de manjericão. Leve a caçarola ao forno por cerca de 20 minutos até que as almôndegas estejam cozidas e a mozarela derretida. Tire a tampa da caçarola cerca de 5 minutos antes de ficar pronto.

Sirva com macarrão sem glúten e uma boa salada verde.

POR PORÇÃO, USANDO CARNE MOÍDA COM POUCA GORDURA: 811 KCAL, 33 G GORDURAS, 13 G GORDURAS SATURADAS, 73 G CARBOIDRATOS, 0,88 G SÓDIO, 345 MG CÁLCIO.

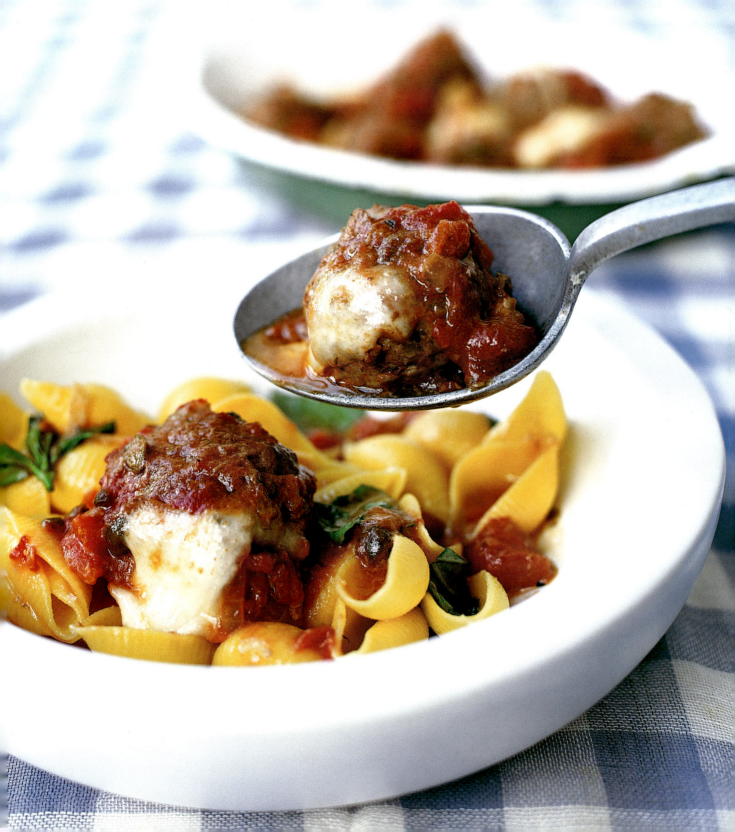

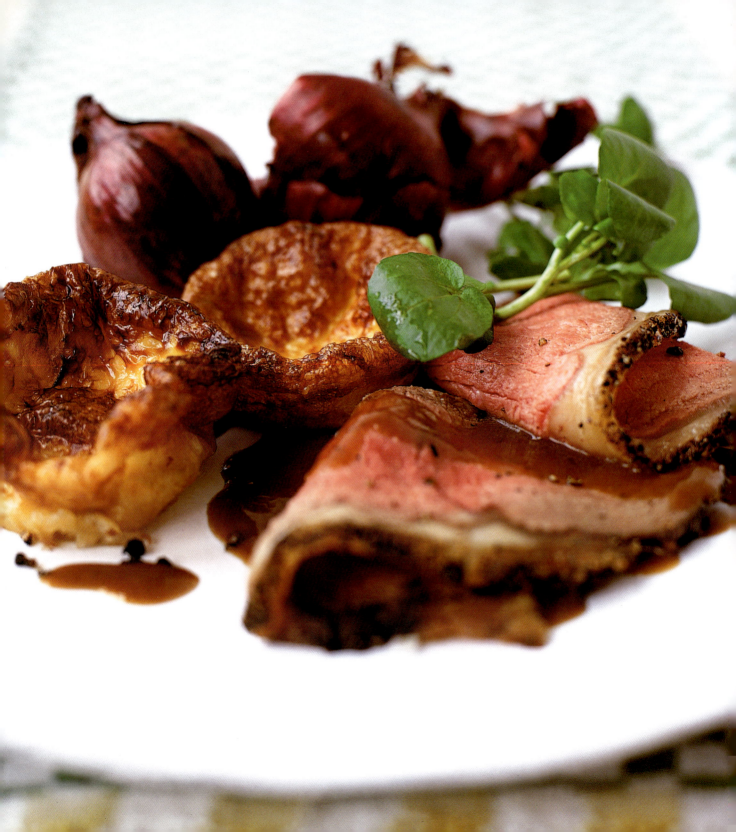

rosbife com pãezinhos yorkshire e molho de raiz-forte

As carnes ideais para rosbife são filé-mignon, contrafilé ou lagarto. Pode-se usar também o miolo da alcatra.

1,8 kg de filé-mignon, contrafilé ou lagarto
Azeite de oliva extravirgem
25 a 50 g de pimentas-pretas em grãos socadas
Sal marinho
Ramos de alecrim, agrião ou salsinha lisa, para decorar
Pãezinhos yorkshire sem glúten (ver página 148)
Molho de wasabi (ver receita a seguir)
Cebolas roxas

Para o molho gravy
425 a 600 mℓ de caldo caseiro de carne (ver página 152)
Um fio de vinho tinto (opcional)
Sal e pimenta-do-reino moída na hora
Roux sem glúten (opcional; ver página 150)

Serve 10 pessoas.

Uma hora antes de assar a carne, faça pequenas incisões na gordura, pincele a carne com azeite e esfregue a pimenta-preta socada.

Preaqueça o forno a 250 °C. Coloque a carne em uma assadeira, com o lado da gordura para cima, polvilhe com sal marinho e leve ao forno bem quente. Asse por 15 minutos e então reduza a temperatura para 180 °C. À medida que a gordura derrete, ela vai regando a carne. Asse até que a carne esteja no ponto desejado.

Prepare a massa para os pãezinhos yorkshire e deixe descansar por 1 hora. Prepare o molho de wasabi, cubra e guarde na geladeira.

Verifique o ponto da carne apertando uma parte sem gordura: se a carne volta rápido e parece macia, está malpassada. Outra opção é usar um termômetro para carne, mas não deixe que encoste no osso, ou a leitura não será precisa. (A carne está malpassada se a temperatura interna for 60 °C, ao ponto a 70 °C e bem-passada a 75 °C.)

Quando a carne estiver pronta, deixe descansar em uma travessa no forno morno por 15 a 30 minutos antes de cortar, dependendo do tamanho do assado. A temperatura interna continuará a subir de 2 a 3 °C; então remova o assado do forno enquanto está ainda um pouco menos assado do que você gostaria.

Aumente a temperatura do forno para 230 °C. Retire a gordura da assadeira e reserve para assar batatas e cozinhar os pãezinhos yorkshire. Asse os pãezinhos yorkshire por 20 minutos.

Coloque o caldo de carne na assadeira, leve ao fogo e deixe ferver, então adicione o vinho tinto. Use um fouet para dissolver todo o molho caramelizado no fundo da assadeira. Tempere com sal e pimenta-do-reino moída na hora e engrosse com um pouco de roux sem glúten se quiser. Experimente e coe o molho gravy em uma molheira quente.

Transfira a carne para uma travessa quente e junte o caldo que tenha escapado da carne ao molho gravy. Corte o rosbife em fatias bem fininhas com uma faca afiada. Sirva em pratos quentes com um pouco de molho gravy, pãezinhos yorkshire e cebolas roxas grelhadas. Sirva o molho de wasabi separadamente.

POR PORÇÃO (APENAS O ROSBIFE E O MOLHO GRAVY): 376 KCAL, 22 G GORDURAS, 9 G GORDURAS SATURADAS, 2 G CARBOIDRATOS, 0,23 G SÓDIO, 28 MG CÁLCIO.

molho de wasabi

1 ½ a 3 colheres de sopa de raiz-forte descascada e ralada
1 colher de chá de vinagre de vinho
1 colher de chá de suco de limão-siciliano
¼ colher de chá de mostarda sem glúten
¼ colher de chá de sal
Pimenta-preta moída na hora
1 colher de chá de açúcar
250 mℓ de chantilly batido

Coloque o wasabi ralado em uma tigela com o vinagre, o suco de limão, a mostarda, o sal, a pimenta e o açúcar. Junte o chantilly mas não misture demais ou ele pode talhar. Pode ser guardado por 2 ou 3 dias, mas cubra bem para que não pegue os odores da geladeira.

POR PORÇÃO: 61 KCAL, 6 G GORDURAS, 4 G GORDURAS SATURADAS, 1 G CARBOIDRATOS, 0,06 G SÓDIO, 13 MG CÁLCIO.

bolinhos crocantes de bacon com cogumelos

Uma boa linguiça picante sem glúten adiciona um maravilhoso sabor apimentado e pode ser usada no lugar do bacon ou mesmo com ele. Os bolinhos podem ser preparados com antecedência e simplesmente servidos com salada.

25 g de manteiga
110 g cebola picadinha
175 g de cogumelos picados
Azeite extravirgem (opcional)
175 g de bacon defumado, sem o couro, cortado em cubos de aproximadamente 1 cm
350 g de purê de batatas
1 gema e 1 ou 2 ovos, levemente batidos (de preferência caipiras)
2 colheres de sopa de cebolinhas picadas
1 colher de sopa de salsinha lisa picada
Sal e pimenta-do-reino moída na hora
Farinha de arroz temperada

Farinha de rosca sem glúten (ver página 118)
Manteiga clarificada (ver receita a seguir) ou uma mistura de manteiga e óleo, para fritar

Rende 10 porções.

Derreta a manteiga em uma panela, adicione as cebolas, tampe e deixe cozinhar em fogo brando por 4 a 5 minutos, até amolecerem. Aumente o fogo e acrescente os cogumelos. Refogue os cogumelos até que fiquem macios e toda a água tenha sido absorvida. Reduza o fogo, acrescente um pouco de azeite extravirgem, se necessário, adicione os cubos de bacon e frite até que fiquem crocantes.

Transfira o conteúdo da panela para uma tigela, adicione o purê de batatas, a gema e as ervas picadas. Experimente o sal e ajuste se necessário. Cuidado na hora de salgar, pois o bacon pode já ser salgado.

Faça 10 bolinhos com a mistura. Passe-os na farinha de arroz temperada, em seguida nos ovos batidos e finalmente na farinha de rosca sem glúten. Guarde na geladeira até a hora de fritar.

Frite os bolinhos em uma frigideira antiaderente em fogo médio com manteiga clarificada ou manteiga misturada com óleo até dourarem. Outra opção é assar os bolinhos no forno preaquecido, a 180 °C, por cerca de 25 minutos, virando-os uma vez, até que estejam bem quentes e dourados.

Sirva em pratos quentes com uma salada verde.

POR PORÇÃO: 195 KCAL, 14 G GORDURAS, 7 G GORDURAS SATURADAS, 12 G CARBOIDRATOS, 0,35 G SÓDIO, 23 MG CÁLCIO.

manteiga clarificada

Derreta 225 g de manteiga em uma panela. Deixe repousar por alguns minutos e então retire, com uma colher, a camada branca de partículas de sal que se formou na superfície. Sob essa camada, está o líquido claro conhecido como manteiga clarificada. O líquido leitoso no fundo pode ser descartado ou usado em um molho branco. Cubra e guarde na geladeira.

bisteca de porco com kunquats agridoces

Bistecas de porco também são deliciosas com bananas fritas ou pêssegos em conserva. Compre um lombo copa com uma camada grossa de gordura e o couro ainda preso para obter mais sabor e suculência.

900 g de lombo copa de porco (sem osso)
50 g farinha de arroz temperada
1 ovo batido com um pouco de leite
Farinha de rosca sem glúten (ver página 118)
25 g de manteiga clarificada (ver página 112) ou 10 g de manteiga com 1 ou 2 colheres de sopa de azeite extravirgem, para fritar
Kunquats agridoces (ver receita a seguir)

Serve de 4 a 5 pessoas.

Cubra o lombo com água fria e leve para ferver. Se estiver salgado, descarte a água e comece de novo; talvez seja necessário fazer isso duas ou três vezes. Depois que o processo de dessalgar terminar, deixe ferver mais uma vez por 45 a 60 minutos, até que o lombo esteja bem cozido.

Remova o couro e corte fora o excesso de gordura – 1 cm de gordura é aceitável. Corte o lombo em bistecas de 1 cm a 2 cm de espessura. Passe-as na farinha de arroz temperada, em seguida no ovo batido e finalmente na farinha de rosca sem glúten. Em uma frigideira, aqueça a manteiga clarificada ou a manteiga com azeite e frite as bistecas até que estejam douradas de ambos os lados. Sirva em pratos quentes com kunquats agridoces.

POR PORÇÃO SEM OS KUNQUATS: 523 KCAL, 29 G GORDURAS, 12 G GORDURAS SATURADAS, 19 G CARBOIDRATOS, 1,79 G SÓDIO, 49 MG CÁLCIO.

kunquats agridoces

350 g de kunquats*
275 g de açúcar
225 ml de vinagre de vinho branco
1 pau de canela
8 cravos-da-índia
2 pedacinhos de macis

Rende de 1 a 2 potes, dependendo do tamanho das frutas.

* Essas frutinhas, muito usadas na culinária asiática, no Brasil podem ser substituídas pelas laranjinhas kinkan.

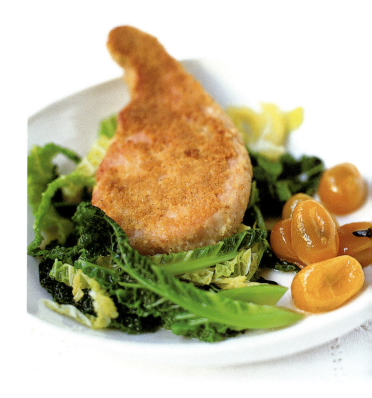

Lave os kunquats. Coloque-os em uma panela de aço inoxidável. Cubra com água fria e deixe ferver. Tampe, abaixe o fogo e deixe cozinhar por cerca de 15 minutos ou até que os kunquats estejam macios.

Enquanto isso, em outra panela de aço inoxidável, dissolva o açúcar no vinagre de vinho, acrescente a canela, os cravos-da-índia e o macis e misture até que levante fervura. Escorra o líquido dos kunquats e reserve para usar depois. Coloque os kunquats no xarope de vinagre e, se necessário, use um pouco do líquido reservado para que a fruta fique coberta. Cozinhe por cerca de 10 minutos, até que os kunquats estejam translúcidos e levemente açucarados.

Use imediatamente ou coloque em vidros de conserva, cheios de xarope fervente e imediatamente tampados. Coloque uma etiqueta e deixe envelhecer; podem ser guardados por diversos meses.

POR RECEITA: 1 336 KCAL, 2 G GORDURAS, 0 G GORDURAS SATURADAS, 348 G CARBOIDRATOS, 0,09 G SÓDIO, 153 MG CÁLCIO.

pratos principais 113

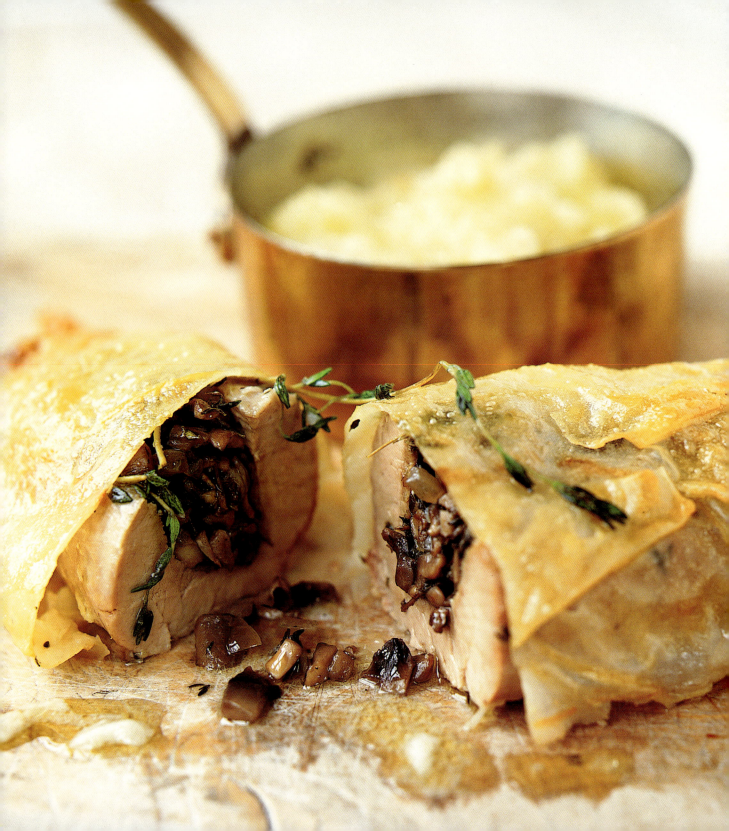

porco em croûte com recheio de cogumelo e tomilho e compota de maçã

Este é um maravilhoso prato principal para um jantar entre amigos que a Rosemary prepara com folhas de arroz.

2 filés de porco
4 folhas de arroz grandes
1 ovo batido para pincelar
Compota de maçã (ver receita a seguir)

Para a marinada
3 colheres de sopa de azeite de oliva extravirgem
3 colheres de sopa de suco de limão-siciliano
3 ramos de salsinha
1 ramo de tomilho ou erva-doce
1 folha de louro
1 dente de alho socado
Sal e pimenta-do-reino moída na hora

Para o recheio de cogumelo e tomilho
10 g de manteiga
50 g de cebolas picadas
225 g de cogumelos picadinhos
2 colheres de chá de folhas de tomilho fresco

Serve 6 pessoas.

Misture todos os ingredientes para a marinada em uma tigela e deixe o porco marinar por 3 ou 4 horas.

Enquanto isso, prepare o recheio. Refogue a cebola na manteiga até amolecer. Aumente o fogo e adicione os cogumelos, mexendo sempre até que cozinhem, e então acrescente as folhas de tomilho. Ajuste o tempero a gosto.

Preaqueça o forno a 220 °C.

Retire a gordura dos filés. Corte-os ao meio de maneira a abri--los. Tempere com sal e pimenta-do-reino. Divida o recheio entre os dois filés e feche-os.

Mergulhe duas folhas de arroz em água quente por 5 a 10 segundos. Preste atenção, pois as folhas podem rasgar quando amolecidas. Remova da água e disponha-as, levemente intercaladas, sobre um pano seco. Coloque um filé de porco sobre as duas folhas. Enrole-as em volta da carne e dobre as beiradas para fechar bem. Repita com as outras folhas e o segundo filé. Coloque em uma assadeira.

Pincele as folhas com ovo e leve ao forno por 10 minutos, então reduza a temperatura para 180 °C e continue a assar por 30 minutos ou até que o porco esteja no ponto, mas ainda molhadinho, e a folha de arroz esteja dourada.

Sirva em fatias, em pratos quentes, acompanhado com compota de maçã.

POR PORÇÃO COM A COMPOTA DE MAÇÃ: 266 KCAL, 10 G GORDURAS, 4 G GORDURAS SATURADAS, 12 G CARBOIDRATOS, 0,24 G SÓDIO, 30 MG CÁLCIO.

compota de maçã

450 g de maçãs para cozinhar
50 g de açúcar (mais ou menos)
2 a 4 colheres de chá de água

Serve 10 pessoas.

Descasque e tire as sementes das maçãs; corte-as em pedaços e coloque-as em uma panela de aço inoxidável com o açúcar e a água. Tampe e cozinhe em fogo bem baixo até que as maçãs amoleçam. (O truque com compota de maçã é cozinhar em fogo bem baixo com apenas um pouquinho de água, para que fique mais cremosa do que rala.) Mexa e verifique o açúcar.

Sirva morna ou fria.

Dica: vale a pena sempre ter alguns potes no congelador caso queira fritar uma bisteca ou comer pato no jantar.

POR PORÇÃO: 35 KCAL, 0 G GORDURAS, 0 G GORDURAS SATURADAS, 9 G CARBOIDRATOS, 0 G SÓDIO, 2 MG CÁLCIO.

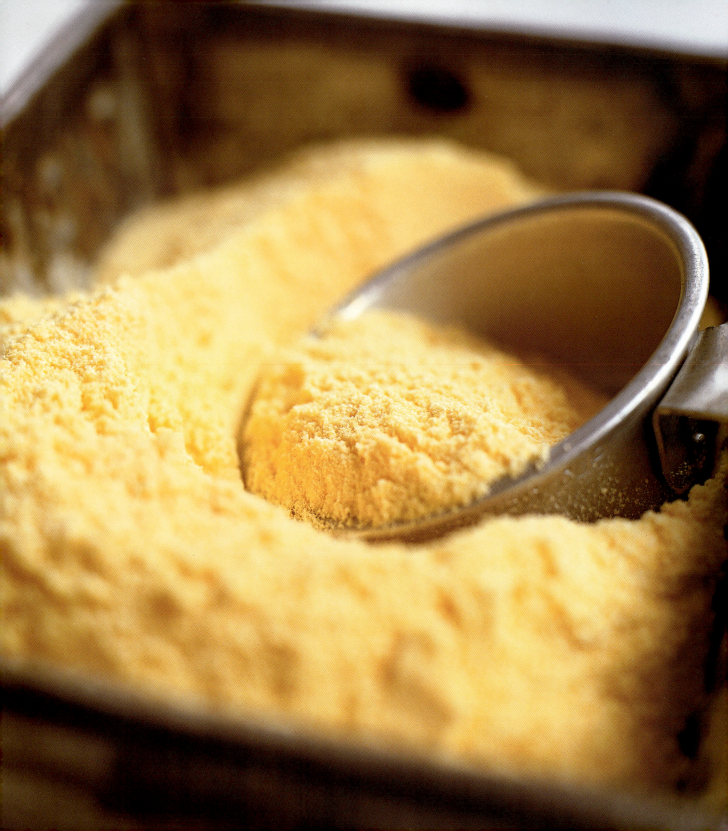

6

pães e biscoitos

pão de soda branco

Este pão de soda não se compara às ofertas secas e insossas que os celíacos consideravam ser pão no passado! Se assar um pão especialmente para fazer farinha de rosca, você pode congelar porções para usar em suas receitas.

275 g de farinha de arroz
110 g de polvilho doce
50 g de leite em pó
1 colher de chá de bicarbonato de sódio
1 colher de chá de fermento em pó sem glúten
1 colher de chá de sal
1 colher de chá de goma xantana
2 colheres de sopa de açúcar
1 ovo (de preferência caipira) levemente batido
300 a 350 mℓ de leite azedo (buttermilk)

Rende 1 pão de 750 g.

Preaqueça o forno a 230 °C.

Peneire todos os ingredientes secos em uma tigela grande. Misture bem com os dedos. Isso areja a massa, dando mais leveza ao pão. Bata o ovo com o buttermilk em uma tigela pequena. Faça um buraco no centro da farinha e coloque a maior parte do ovo batido com leite. Usando uma mão, com os dedos firmes como uma garra, misture fazendo um movimento circular completo do centro para as bordas da tigela, adicionando um pouco mais de leite azedo se necessário. A massa deve ficar úmida mas não grudenta.

O truque com o pão de soda branco é não sovar demais a massa. Misture o mais rápido e delicadamente que puder, mantendo-a leve e arejada. Quando a massa estiver mais consistente, transfira-a para uma superfície de trabalho coberta com farinha de arroz.

Lave e seque as mãos. Com farinha de arroz nas mãos, amasse levemente por alguns segundos, só para firmar a massa um pouco mais. Faça uma bola e depois achate-a para que fique com aproximadamente 5 cm de altura.

Coloque a massa em uma assadeira polvilhada com farinha de arroz. Com uma faca afiada, faça uma incisão em forma de cruz no meio, alcançando os lados do pão. Pique os quatro cantos com a faca, o que, de acordo com o folclore irlandês, é para deixar as fadas escaparem!

Leve ao forno por 5 minutos; então reduza a temperatura para 180 °C e asse por mais 25 ou 30 minutos ou até que esteja dourado. Na dúvida, bata na base do pão: se estiver assado, vai soar oco. Deixe esfriar. Sirva fresco, cortado em fatias grossas com manteiga ou geleia caseira.

Dica: este pão de soda é melhor no dia que foi feito. No entanto, fica ótimo torrado no dia seguinte. Quando sobra pão, eu bato no processador e guardo a farinha de rosca sem glúten no freezer para usar em alguma receita.

POR PÃO: 1 611 KCAL, 235 G GORDURAS, 12 G GORDURAS SATURADAS, 318 G CARBOIDRATOS, 5,04 G SÓDIO, 1 118 MG CÁLCIO.

variações

Cachorro pintado Também chamado de "bolo da ferrovia" em partes da Irlanda: "uma passa por estação". Siga a receita adicionando 110 g de uvas-passas brancas aos ingredientes secos. Sirva com manteiga e geleia de framboesa; também é delicioso com queijo.

Pão de soda branco com ervas Siga a receita adicionando 1 ou 2 colheres de sopa de ervas frescas picadas (alecrim, sálvia, tomilho, cebolinha, salsinha ou erva-cidreira) aos ingredientes secos.

Pão de soda branco com cominho Siga a receita adicionando 1 ou 2 colheres de sopa de sementes de cominho tostadas à farinha.

Pão com sementes Se gosta de sementes de alcaravia, esta variação é deliciosa servida com o chá da tarde. Siga a receita adicionando 1 colher de sopa de açúcar e 2 ou 3 colheres de chá de sementes de alcaravia aos ingredientes secos. Caso não encontre alcaravia, substitua por sementes de erva-doce.

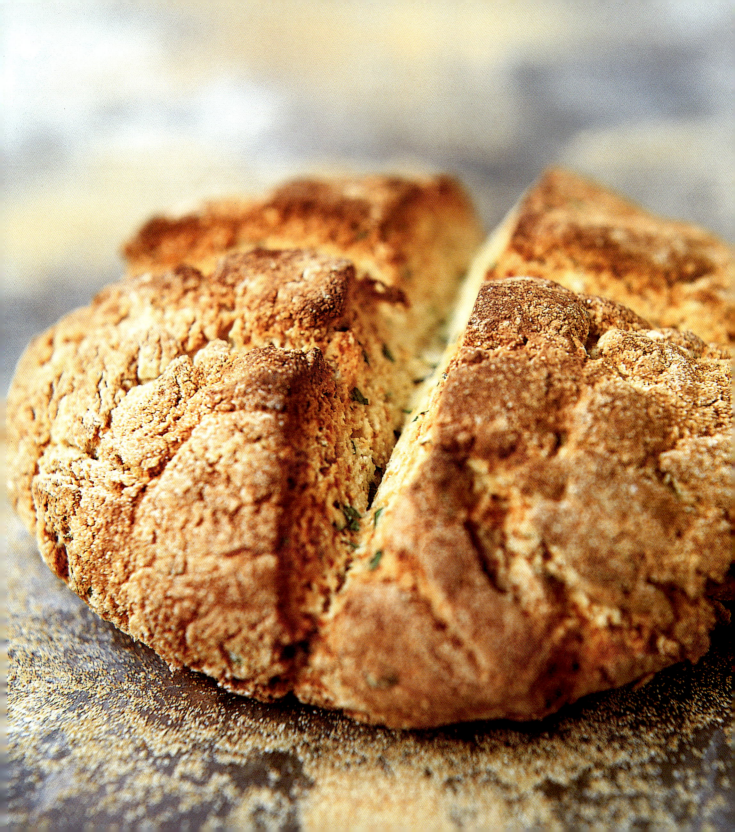

pão doce de frutas

Este pão doce fica bom por vários dias e é delicioso cortado em fatias com bastante manteiga.

350 g de uvas-passas brancas
200 mℓ de chá frio
1 ovo (de preferência caipira) levemente batido
150 g de açúcar mascavo
175 g de farinha de arroz
50 g de polvilho doce
1 ½ colher de chá de fermento em pó sem glúten
1 colher de chá de goma xantana
1 colher de chá de mistura de especiarias doces (opcional)
3 colheres de sopa de leite

1 forma de pão de 1 kg forrada com papel-manteiga

Rende 1 pão de 900 g.

Deixe as uvas-passas brancas de molho em chá frio de um dia para o outro.

Preaqueça o forno a 180 °C.

Acrescente o ovo levemente batido com o açúcar às uvas-passas e misture bem. Peneire a farinha de arroz, o polvilho, o fermento em pó sem glúten, a goma xantana e as especiarias. Incorpore à mistura de frutas mexendo sem parar.

Adicione delicadamente o leite e transfira para a forma preparada. Asse em forno preaquecido por aproximadamente 1 ¼ hora – insira um palito no pão para verificar se a massa já está no ponto. Se o palito sair limpo, desenforme o pão e deixe-o esfriar em um prato.

Quando estiver frio, corte em fatias e sirva com manteiga.

POR PÃO: 2 435 KCAL, 10,3 G GORDURAS, 3,5 G GORDURAS SATURADAS, 591,5 G CARBOIDRATOS, 1,129 G SÓDIO, 539 MG CÁLCIO.

pão branco com fermento

Você também pode fazer um delicioso pão escuro com fermento substituindo os 250 g de farinha de arroz por 110 g de farelo de arroz e 150 g de farinha de arroz.

250 g de farinha de arroz
110 g de fubá
50 g de leite em pó
2 ½ colheres de chá de goma xantana
1 colher de chá de sal
3 ovos (de preferência caipiras)

40 g de açúcar
600 mℓ de água morna
40 g de fermento biológico fresco

2 formas de pão de 900 g forradas com papel-manteiga

Rende 2 pães de 900g.

Coloque a farinha de arroz, o fubá, o leite em pó, a goma xantana e o sal em um processador de alimentos e misture bem usando o batedor de massa. (Farinhas sem glúten são muito finas e precisam ser bem misturadas antes que qualquer líquido seja adicionado. Os ingredientes devem estar à temperatura ambiente.)

Bata os ovos e incorpore-os devagar aos ingredientes secos. Continue a bater por mais alguns minutos a velocidade média.

Dissolva o açúcar em 150 mℓ de água morna em uma tigela pequena e esfarele o fermento fresco. Deixe descansar em um local protegido para que o fermento trabalhe. Depois de 4 ou 5 minutos, ele deverá estar com uma aparência cremosa e espumosa. Misture e adicione às farinhas aos poucos com o restante da água morna. Bata por cerca de 10 minutos. A consistência da massa deve estar mole demais para trabalhar com as mãos.

Transfira a massa para as formas forradas e cubra com um pano levemente umedecido para evitar que seque. Deixe crescer por cerca de 20 minutos, dependendo da temperatura da sua cozinha.

Preaqueça o forno a 190 °C. Um pouco antes de a massa chegar ao alto da forma, tire o pano úmido e leve ao forno aquecido. Asse por 55 a 60 minutos, até que os pães estejam dourados e soem oco quando batemos neles. Se preferir uma casca mais crocante, desenforme cerca de 10 minutos antes de acabarem de assar e coloque-os de volta no forno. Deixe esfriar em um prato.

POR PÃO: 1 014 KCAL, 18 G GORDURAS, 7 G GORDURAS SATURADAS, 192 G CARBOIDRATOS, 1,83 G SÓDIO, 390 MG CÁLCIO.

broa de tomate seco

Esta é uma variação apetitosa da broa de milho – que não pede fermento biológico. A massa também pode ser assada em forminhas de muffin – ótimo tamanho para piqueniques e para o lanche das crianças.

175 g de fubá
75 g de farinha de arroz
25 g de farinha de soja
2 colheres de chá de fermento em pó sem glúten
1 colher de chá de açúcar
1 colher de chá sal
1 colher de chá de goma xantana
50 a 75 g de tomate seco picado (ver página 155)
110 g de queijo cheddar curtido ralado
200 ml de leite morno
2 ovos (de preferência caipira) batidos
40 g de manteiga derretida

Forma de pão de 900 g, forrada com papel-manteiga ou untada com óleo de girassol.

Rende 1 pão de 900 g ou 12 muffins.

Preaqueça o forno a 180 °C.

Peneire o fubá, a farinha de arroz, a farinha de soja, o fermento em pó, o açúcar, o sal e a goma xantana em uma grande tigela. Acrescente os tomates secos e o queijo e misture bem.

Coloque o leite, os ovos batidos e a manteiga derretida em um copo medidor. Adicione aos poucos aos ingredientes secos e bata.

Transfira a massa para a forma preparada. Leve ao forno por cerca de 50 minutos se estiver fazendo um pão, ou 25 minutos para os muffins, ou até que cresça e esteja dourado. Desenforme e asse por mais 5 ou 10 minutos até que soe oco quando batemos. Deixe esfriar em um prato.

POR PÃO: 2 119 KCAL, 100 G GORDURAS, 55 G GORDURAS SATURADAS, 230 G CARBOIDRATOS, 5,08 G SÓDIO, 1 440 MG CÁLCIO.

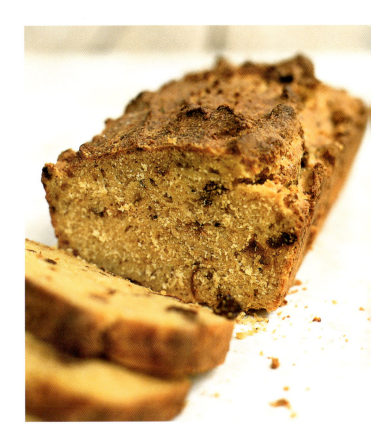

broa de milho

Esta é a receita básica de broa de milho, que você pode variar conforme o gosto. Um pouco de pimenta picada e alecrim são ótimos. Outra opção é colocar pimenta calabresa em pó ou em flocos.

200 g de fubá
160 g de farinha de arroz
2 ½ colheres de chá de goma xantana
50 g de leite em pó
1 ½ colher de chá de sal
50 g de açúcar
300 mℓ de água morna
1 colher de sopa de fermento biológico seco
1 colher de chá de vinagre de vinho branco
3 ovos médios (de preferência caipiras) batidos

Forma de pão de 900 g, forrada com papel-manteiga ou untada com óleo de girassol.

Rende 1 pão de 900 g.

Peneire o fubá, a farinha de arroz e a goma xantana em um processador de alimentos. Adicione o leite em pó e o sal e misture bem.

Dissolva o açúcar na água morna em uma pequena tigela e junte o fermento biológico seco. Deixe descansar em um local protegido para que o fermento possa agir. Depois de 4 ou 5 minutos, ele deve estar com a aparência cremosa e espumosa.

Enquanto isso, misture o vinagre de vinho branco com os ovos batidos e coloque no processador com os ingredientes secos. Bata usando o batedor de massa do processador.

Quando o fermento estiver espumando, mexa um pouco e adicione à massa. A mistura deve estar mole demais para amassar com a mão e um tanto grumosa. Bata em velocidade média por cerca de 10 minutos (usando o batedor de massa) até que fique lisa, homogênea e com a consistência mais firme.

Transfira para as formas preparadas. Cubra com filme plástico untado com óleo de girassol, para evitar que seque.

Preaqueça o forno a 190 °C.

Pouco antes da massa alcançar a superfície da forma (o que pode levar de 20 a 40 minutos, dependendo da temperatura da cozinha), retire o filme plástico. Leve ao forno por aproximadamente 45 minutos. Desenforme o pão e volte para o forno por mais 10 minutos, até que esteja dourado e soe oco quando batemos nele. Deixe esfriar em um prato.

POR PÃO: 1 945 KCAL, 37 G GORDURAS, 14 G GORDURAS SATURADAS, 357 G CARBOIDRATOS, 3,44 G SÓDIO, 690 MG CÁLCIO.

pão naan

Naan é um pão indiano redondo e fino assado em forno tandoor. Mas já assamos ótimos naans no forno convencional, que depois douramos no grill. Acrescente 2 colheres de sopa de cebolinhas picadas aos ingredientes secos para variar.

150 mℓ de leite morno
2 colheres de chá de açúcar
2 colheres de chá de fermento biológico seco
275 g de farinha de arroz
175 g de polvilho doce
1 colher de chá de goma xantana
½ colher de chá de sal
1 colher de chá de fermento em pó sem glúten
2 colheres de sopa de óleo vegetal
150 mℓ de iogurte natural levemente batido
1 ovo (de preferência caipira) levemente batido

Rende 6 pães.

Coloque o leite morno em uma tigela pequena e acrescente 1 colher de chá de açúcar e o fermento biológico. Deixe descansar em um local protegido para que o fermento aja. Depois de 4 ou 5 minutos ele deve estar com a aparência cremosa e espumosa.

Peneire a farinha de arroz, o polvilho, a goma xantana, o sal e o fermento em pó sem glúten na tigela de um processador de alimentos. Acrescente o restante do açúcar, o óleo, o iogurte e o ovo batido. Usando o batedor de massa do processador, misture os ingredientes por 8 ou 10 minutos, até formar uma bola lisa e homogênea. Preaqueça o forno na temperatura mais alta. Aqueça sua assadeira mais grossa e pesada no forno e preaqueça o grill.

Quando a massa estiver pronta, tire do processador e divida em 6 porções iguais. Mantenha 5 delas cobertas com um pano limpo enquanto trabalha a primeira. Abra essa massa de forma ovalada, de cerca de 25 cm de comprimento por 12 cm de largura, usando um pouco de farinha de arroz se necessário. Abra um segundo naan dessa maneira. Retire a assadeira quente do forno e coloque os dois naans. Insira no forno por 3 minutos. Os naans devem inflar. Coloque a assadeira com os naans sobre o grill quente, a 7 ou 10 cm de distância do calor, por cerca de 30 segundos, até que os naans dourem. Enrole em um pano limpo para mantê-los aquecidos e macios enquanto assa os outros da mesma forma.

POR PORÇÃO: 357 KCAL, 6 G GORDURAS, 1 G GORDURAS SATURADAS, 73 G CARBOIDRATOS, 0,32 G SÓDIO, 108 MG CÁLCIO.

scones de frutas

O iogurte ajuda a deixar leve e macio esse bolinho típico dos chás ingleses. Use uvas-passas brancas para dar um sabor extra ou opte por gotas de chocolate ou nozes. Experimente também com cerejas secas ou tâmaras picadas.

275 g de farinha de arroz
50 g de polvilho doce
4 colheres de chá de fermento em pó sem glúten
2 colheres de chá de goma xantana
1 colher de chá de sal
4 colheres de sopa de açúcar
110 g de manteiga
110 g de uvas-passas brancas
2 ovos (de preferência caipiras)
125 a 175 mℓ de iogurte natural
1 ovo batido para pincelar

Rende 15 scones.

Preaqueça o forno a 250 °C.

Peneire todos os ingredientes secos em uma tigela grande e misture bem. Incorpore a manteiga. Acrescente as uvas-passas brancas e misture tudo.

Bata os ovos com o iogurte natural.

Faça um buraco no meio dos ingredientes secos e incorpore a mistura de ovos com iogurte. Misture de modo a obter uma massa lisa e adicione um pouco mais de iogurte natural se necessário.

Transfira para uma superfície polvilhada com farinha de arroz e trabalhe a massa delicadamente formando uma bola. Abra a massa até ficar com aproximadamente 2,5 cm de espessura e corte em círculos de cerca de 5,5 cm. Coloque em uma assadeira com farinha de arroz e pincele um pouco de ovo batido. Asse por aproximadamente 10 minutos até que dourem. Deixe esfriar em um prato.

Sirva com manteiga ou geleia de framboesa feita em casa.

POR SCONE: 204 KCAL, 8 G GORDURAS, 5 G GORDURAS SATURADAS, 31 G CARBOIDRATOS, 0,38 G SÓDIO, 50 MG CÁLCIO.

biscoitos amanteigados de limão

Receitas de biscoito nunca são demais – e estes podem ser guardados por bastante tempo em recipientes herméticos. São perfeitos para piqueniques.

175 g de manteiga
75 g de açúcar e um pouco mais para decorar
Raspas de 3 limões-sicilianos
175 g de farinha de arroz
75 g de farinha de amêndoa

Rende cerca de 35 biscoitos.

Preaqueça o forno a 180 °C.

Bata a manteiga até ficar bem clara. Acrescente o açúcar e as raspas de limão e bata formando um creme leve e espumoso. Adicione a farinha de arroz e a farinha de amêndoa e misture bem.

Amasse com as mãos até a massa ficar homogênea. Cubra e guarde na geladeira por cerca de 1 hora, o que vai deixá-la mais firme e fácil de trabalhar.

Abra a massa em uma superfície polvilhada com farinha de arroz até ficar com cerca de 5 mm de espessura. Outra opção é abrir a massa entre duas folhas de papel-manteiga. Corte em círculos de aproximadamente 4 cm de diâmetro. Arrume em diversas assadeiras e asse, em etapas se necessário, por 5 ou 10 minutos, até que dourem.

Deixe os biscoitos esfriarem na assadeira por alguns minutos antes de transferir para um prato.

Polvilhe com açúcar antes de servir.

POR BISCOITO: 80 KCAL, 5 G GORDURAS, 3 G GORDURAS SATURADAS, 8 G CARBOIDRATOS, 0,04 G SÓDIO, 8 MG CÁLCIO.

biscoitos de coco e framboesa

Estes biscoitos amanteigados levam um pouco mais de tempo para preparar, mas o resultado vale cada segundo. Isso significa, no entanto, que você terá a impressão de que estão desaparecendo à velocidade da luz!

Para a base
140 g de manteiga amolecida
60 g de açúcar
1 ovo (de preferência caipira) batido
1 colher de chá de extrato de baunilha
100 g de farinha de arroz
75 g de polvilho doce
1 colher de chá de fermento em pó sem glúten
1 colher de chá de goma xantana
50 ml de leite

Para o recheio
175 g de geleia de framboesa
250 g de framboesas

Para a cobertura
100 g de manteiga amolecida
150 g de açúcar
2 ovos (de preferência caipiras) levemente batidos
225 g de coco ralado
60 g de farinha de arroz

Assadeira de 20 cm × 30 cm, forrada com papel-manteiga.

Rende 24 biscoitos.

Preaqueça o forno a 180 °C.

Para fazer a base, bata a manteiga adicionando gradualmente o açúcar, até obter um creme claro e leve. Adicione o ovo aos poucos, batendo bem após cada adição, antes de acrescentar a baunilha.

Peneire os ingredientes secos e misture delicadamente ao creme. Mexa devagar e acrescente o leite para umedecer. Espalhe a mistura por toda a forma preparada. Passe a geleia sobre a massa e distribua as framboesas uniformemente. Talvez você precise apertá-las um pouco para dentro da massa.

Prepare a cobertura. Bata a manteiga com o açúcar como antes, até obter um creme claro. Acrescente os ovos batidos pouco a pouco, batendo bem a cada nova adição. Misture o coco ralado com a farinha de arroz e junte ao creme. Espalhe delicadamente, de maneira uniforme, sobre as framboesas e leve ao forno por cerca de 35 ou 40 minutos ou até que um palito inserido saia limpo. Deixe esfriar na assadeira e corte em 24 biscoitos.

POR BISCOITO: 240 KCAL, 16 G GORDURAS, 11 G GORDURAS SATURADAS, 24 G CARBOIDRATOS, 0,12 G SÓDIO, 20 MG CÁLCIO.

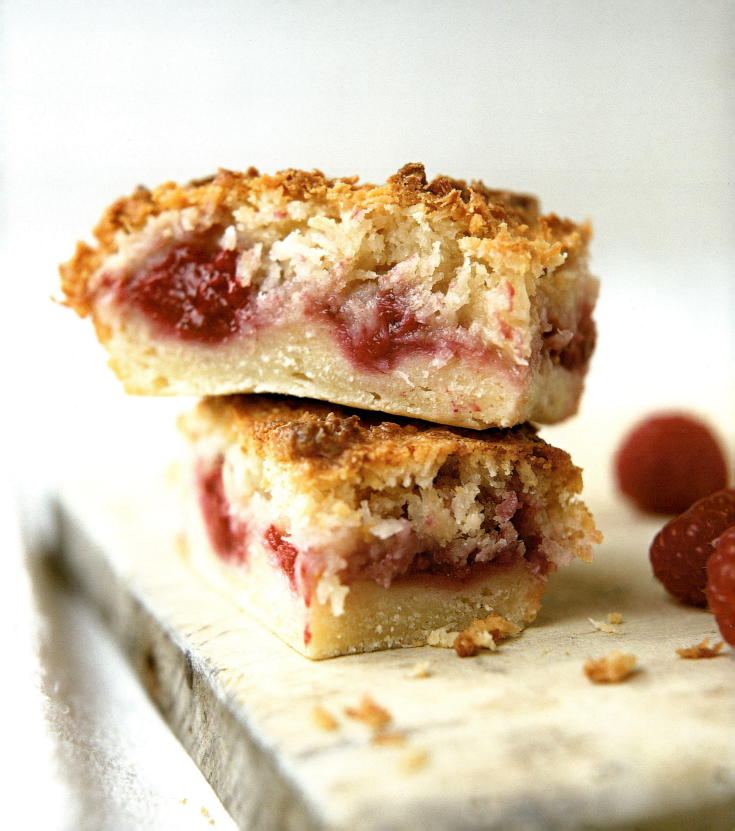

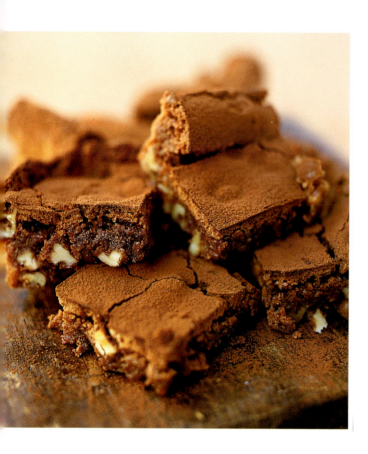

brownies

Uma das receitas mais simples e saborosas e que todo mundo gosta – é o alto teor de açúcar que dá aos brownies sua crocância característica. Compre chocolate com pelo menos 70% de cacau para um sabor mais pronunciado.

50 g de chocolate amargo sem glúten de boa qualidade
100 g de manteiga
200 g de açúcar
2 ovos (de preferência caipiras) levemente batidos
½ colher de chá de extrato de baunilha
75 g de farinha de amêndoa
½ colher de chá de fermento em pó sem glúten
1 pitada de sal
110 g de nozes picadas

Assadeira quadrada de 20 cm, forrada com papel-manteiga.

Rende 16 brownies.

Preaqueça o forno a 180 °C.

Derreta o chocolate em uma tigela em banho-maria, no fogão ou no forno a baixa temperatura.

Bata a manteiga com o açúcar até obter um creme leve, então acrescente os ovos, o extrato de baunilha e o chocolate derretido batendo sem parar. Finalmente incorpore a farinha de amêndoa, o fermento em pó sem glúten, o sal e as nozes picadas. Espalhe a mistura na forma e leve ao forno por cerca de 30 ou 35 minutos.

Deixe esfriar e então corte em quadrados de aproximadamente 5 cm para servir.

POR BROWNIE: 207 KCAL, 15 G GORDURAS, 5 G GORDURAS SATURADAS, 15 G CARBOIDRATOS, 0,13 G SÓDIO, 28 MG CÁLCIO.

biscoitos de chocolate, laranja e avelã

Esta receita também serve para fazer uma deliciosa torta, usando a massa de torta doce da Rosemary (ver página 136) em uma forma de fundo removível de 23 cm de diâmetro. Sirva com crème fraîche (ver página 64).

Para a base
75 g de polvilho doce
75 g de farinha de arroz
25 g de açúcar
110 g de manteiga
1 gota de extrato de baunilha
1 gema (de preferência caipira)

Forma de 20 cm × 30 cm, untada.

Rende 12 bicoitos.

Para a cobertura
200 g de avelãs
75 g de chocolate amargo sem glúten de boa qualidade (70% de cacau)
75 g de manteiga, de preferência sem sal
150 g de açúcar
2 ovos (de preferência caipiras) batidos
1 colher de chá de raspas de laranja
25 g de farinha de arroz
3 colheres de sopa de suco de laranja fresco

Preaqueça o forno a 180 °C.

Misture os ingredientes secos para a base, incorpore a manteiga, o extrato de baunilha e em seguida a gema de ovo para dar liga. Forre a forma com a massa, apertando levemente em toda a volta, fure com um garfo e leve ao forno por 10 ou 15 minutos, até dourar.

Enquanto isso coloque as avelãs em uma assadeira e toste no forno por 5 a 7 minutos, até que as peles se soltem. Coloque as avelãs em um pano limpo e esfregue para soltar a casca. Pique grosseiramente.

Corte o chocolate em pedaços pequenos. Bata a manteiga com o açúcar como antes, até obter um creme claro. Adicione um ovo. Incorpore delicadamente o restante dos ingredientes, adicionando o segundo ovo por último. Espalhe a mistura sobre a base assada e leve ao forno por 20 ou 25 minutos. Deixe esfriar e então corte em 12 quadrados.

POR BISCOITO: 397 KCAL, 28 G GORDURAS, 11 G GORDURAS SATURADAS, 32 G CARBOIDRATOS, 0,1 G SÓDIO, 41 MG CÁLCIO.

biscoitos anzac

Estes biscoitos crocantes marcam a participação da Austrália e da Nova Zelândia na Segunda Guerra Mundial. Esta é a versão para celíacos: são tão bons que você talvez precise escondê-los!

110 g flocos de painço
110 g de açúcar
110 g de coco ralado
50 g de farinha de arroz
50 g de polvilho doce
50 g de farinha de amêndoa
3 colheres de sopa de água
1 colher de sopa melado de cana
110 g de manteiga
2 colheres de chá de bicarbonato de sódio

Rende 30 biscoitos.

Preaqueça o forno a 160 °C.

Em uma tigela, misture todos os ingredientes secos, exceto o bicarbonato de sódio.

Coloque a água, o melado de cana e a manteiga em uma panela, deixe ferver e então tire do fogo. Acrescente o bicarbonato de sódio e mexa. Despeje sobre os ingredientes secos e misture bem.

Faça 30 bolinhas com a massa e coloque-as em uma assadeira forrada com papel-manteiga. Espace-as o suficiente para que os biscoitos não grudem quando estiverem assando. Aperte levemente com um garfo e leve ao forno por 20 minutos, ou até que dourem.

Deixe esfriar na assadeira por pelo menos 5 ou 6 minutos, ou até que estejam suficientemente firmes para pegar, antes de transferir para um prato. Guarde em um recipiente hermético.

POR BISCOITO: 110 KCAL, 7 G GORDURAS, 4 G GORDURAS SATURADAS, 11 G CARBOIDRATOS, 0,15 G SÓDIO, 7 MG CÁLCIO.

pães e biscoitos

quadradinhos com glacê de limão-siciliano

Saborosos com chá ou café, também servem como uma sobremesa deliciosa quando servidos com frutas vermelhas frescas e uma colherada de crème fraîche (ver página 64).

175 g de manteiga amolecida
175 g de açúcar
2 ovos (de preferência caipiras)
75 g de farinha de arroz
75 g de polvilho doce
1 ½ colher de chá de fermento em pó sem glúten
1 colher de chá de goma xantana

Para o glacê
Suco e raspas de 1 limão-siciliano
110 g de açúcar

Forma de 25 cm × 18 cm, untada.

Rende 18 unidades.

Preaqueça o forno a 180 °C.

Coloque a manteiga, o açúcar, os ovos, a farinha de arroz, o polvilho, o fermento em pó sem glúten e a goma xantana num processador de alimentos. Bata tudo por alguns segundos até obter uma massa homogênea. Espalhe a massa uniformemente na forma preparada e asse por 25 a 35 minutos ou até dourar.

Enquanto isso, misture os ingredientes do glacê em uma tigela. Assim que os biscoitos estiverem assados, espalhe o glacê aos poucos, deixando que seja absorvido antes de colocar mais. Deixe esfriar na forma. Corte em quadrados.

POR BISCOITO: 177 KCAL, 9 G GORDURAS, 5 G GORDURAS SATURADAS, 25 G CARBOIDRATOS, 0,13 G SÓDIO, 15 MG CÁLCIO.

quadrados de amêndoas caramelizadas

Estes biscoitos se tornarão rapidamente um de seus favoritos. São bastante calóricos; portanto, corte-os em quadrados pequenos para servir com café depois do jantar.

110 g de polvilho doce
75 g de farinha de arroz
25 g de açúcar
110 g de manteiga
1 gota de extrato de baunilha
1 gema (de preferência caipira)

Para a cobertura
175 g amêndoas laminadas
75 g de manteiga
3 colheres de sopa de mel semicristalizado
40 g de açúcar mascavo
1 colher de sopa de creme de leite fresco

Forma de 20 cm × 30cm, untada.

Rende 24 unidades.

Preaqueça o forno a 180 °C.

Coloque o polvilho, a farinha de arroz e o açúcar em uma tigela, incorpore a manteiga, o extrato de baunilha e a gema de ovo, até obter uma massa. Forre a forma untada espalhando a massa uniformemente com as mãos, fure com um garfo e leve ao forno por 10 a 15 minutos, até dourar. Tire do forno e deixe esfriar por alguns minutos.

Coloque todos os ingredientes da cobertura, menos o creme de leite, em uma panela e cozinhe em fogo brando até que a mistura fique caramelada. Adicione o creme de leite e cozinhe por mais alguns segundos. Espalhe a mistura sobre a massa assada e leve-a novamente ao forno até que a cobertura doure bem – pode levar de 8 a 20 minutos, dependendo do tempo que os ingredientes originais foram cozidos.

Deixe os biscoitos esfriarem na forma por 10 minutos antes de cortar em quadrados de aproximadamente 5 cm. Retire da forma e deixe acabar de esfriar em um prato.

POR BISCOITO: 157 KCAL, 11 G GORDURAS, 5 G GORDURAS SATURADAS, 12 G CARBOIDRATOS, 0,07 G SÓDIO, 23 MG CÁLCIO.

palitos de amêndoa

Você pode usar estes palitos como base para um tiramisu (ver página 141) ou simplesmente apreciar com chá ou café. Certifique-se de que a farinha de amêndoa não foi misturada com a farinha de trigo.

6 ovos (de preferência caipiras)
175 g de açúcar
50 g de manteiga derretida
110 g de farinha de amêndoa
25 g de farinha de arroz

Duas formas de 20 cm × 30 cm forradas com papel-manteiga.

Rende de 30 a 32 unidades.

Preaqueça o forno a 180 °C.

Bata os ovos com o açúcar usando um batedor elétrico até obter uma gemada clara e espumosa. Adicione aos poucos a manteiga derretida fria. Misture a farinha de amêndoa com a farinha de arroz e incorpore à gemada.

Despeje a massa nas formas preparadas e leve ao forno por 15 minutos ou até que dourem e estejam firmes ao toque.

Deixe esfriar e então corte 16 palitos em cada forma.

POR BISCOITO: 81 KCAL, 5 G GORDURAS, 1 G GORDURAS SATURADAS, 7 G CARBOIDRATOS, 0,03 G SÓDIO, 18 MG CÁLCIO.

biscoitos crocantes de queijo

Uma maneira deliciosa de usar restos de queijo. Pode ser uma mistura de vários tipos, mas não coloque gorgonzola ou roquefort demais ou o gosto ficará muito forte.

110 g de arroz moído
110 g de polvilho doce
1 colher de chá de goma xantana
1 colher de chá de fermento em pó sem glúten
110 g de manteiga
75 g de queijo cheddar curtido ralado
1 ovo (de preferência caipira) batido (talvez não precise dele todo)

Rende de 25 a 30 biscoitos.

Preaqueça o forno a 180 °C.

Misture o arroz moído com o polvilho. Adicione a goma xantana e o fermento em pó sem glúten. Incorpore a manteiga até a mistura ficar parecendo uma farinha de rosca grossa. Acrescente os queijos. Umedeça a mistura com um pouco de ovo batido, até obter uma massa consistente. Coloque na geladeira por 15 minutos.

Abra a massa até que fique com cerca de 5 mm de espessura e corte em círculos de 6 a 8 cm. Arrume em uma assadeira e asse no forno preaquecido até começarem a dourar – cerca de 15 minutos.

Retire do forno e deixe esfriar em um prato. Sirva com uma seleção de queijos artesanais.

POR BISCOITO: 82 KCAL, 4,9 G GORDURAS, 3 G GORDURAS SATURADAS, 8,5 G CARBOIDRATOS, 0,076 G SÓDIO, 28 MG CÁLCIO.

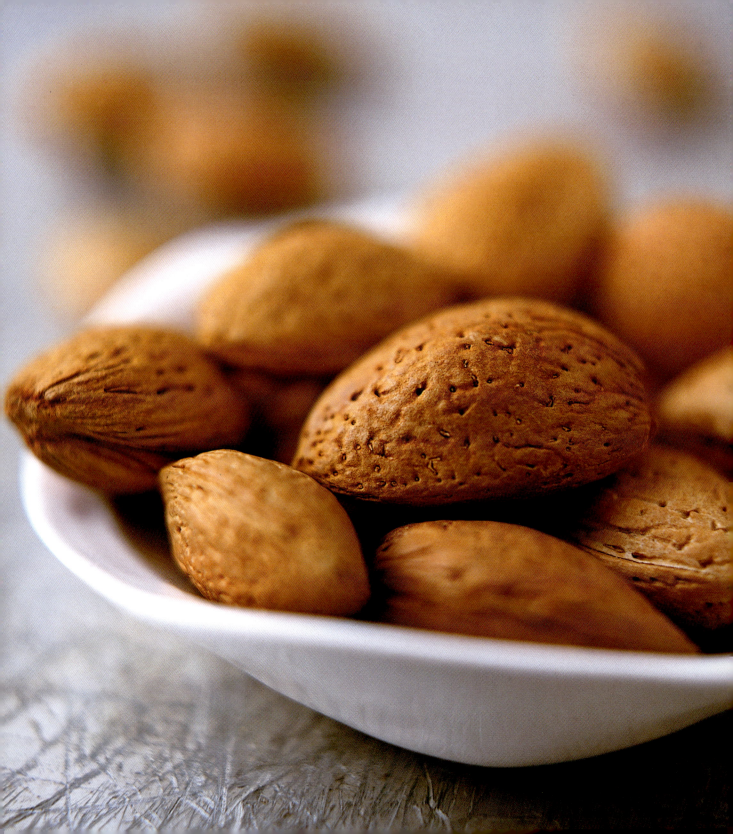

7

bolos e
sobremesas

bolo Ballymaloe de chocolate e amêndoas

Vale a pena escolher o melhor chocolate que puder. Se o bolo não terminar de uma vez só, ele poderá ser guardado por alguns dias.

110 g de chocolate amargo sem glúten de boa qualidade (70% de cacau)
2 colheres de sopa de rum da Jamaica
110 g de amêndoas inteiras
110 g de manteiga, de preferência sem sal
110 g de açúcar, mais uma colher de sopa para misturar com as claras
3 ovos (de preferência caipiras) separados

Para o glacê de chocolate
110 g de chocolate amargo sem glúten de boa qualidade (70% de cacau)
2 colheres de sopa de rum da Jamaica
110 g de manteiga sem sal

Para decorar
Violetas cristalizadas
Amêndoas laminadas

Duas formas redondas de 18 cm de diâmetro.

Serve de 8 a 10 pessoas.

Preaqueça o forno a 180 °C.

Forre a base de cada forma com um círculo de papel-manteiga. Unte a base e os lados com manteiga derretida e um pouco de farinha de arroz.

Derreta o chocolate com o rum em uma tigela em banho-maria no fogão ou no forno a baixa temperatura.

Ferva um pouco de água em uma panela pequena e acrescente as amêndoas. Deixe ferver por mais 2 ou 3 minutos e então teste uma amêndoa para ver se a pele se soltou. Escorra as amêndoas, descasque e jogue as cascas fora. Moa em um processador de alimentos até obter uma farinha grossa.

Bata a manteiga com o açúcar até obter um creme claro e leve. Adicione as gemas uma a uma batendo sem parar. Bata as claras em neve. Junte uma colher de sopa de açúcar às claras e continue a bater até o ponto de neve firme. Incorpore o chocolate derretido ao creme de manteiga com açúcar. Divida as amêndoas moídas em quatro porções. Adicione uma porção ao creme de chocolate. Junte um quarto das claras em neve e em seguida mais amêndoas. Vá adicionando as claras e as amêndoas alternadamente até que tudo tenha sido incorporado.

Divida a mistura entre as duas formas preparadas e faça uma pequena depressão, apertando com uma colher, no centro de cada bolo. Leve ao forno por cerca de 20 ou 25 minutos. Os lados devem estar assados, mas o centro ainda um pouco úmido. Deixe esfriar por alguns minutos nas formas antes de desenformar num prato. Remova o papel e deixe esfriar completamente.

Para o glacê, derreta o chocolate com o rum em uma tigela em banho-maria, no fogão ou no forno a baixa temperatura. Acrescente a manteiga, uma colher por vez, batendo sempre, até derreter. Tire do fogo e bata mais um pouco até esfriar. Se o glacê estiver muito ralo, coloque a tigela na geladeira e espere engrossar um pouco, depois bata para arejar e usar.

Quando o bolo estiver completamente frio, recheie e cubra com o glacê de chocolate. (Se quiser cobrir os lados também, e fazer uma borda em torno do topo, faça 1 ½ receita de glacê a mais.) Decore com amêndoas laminadas e violetas cristalizadas.

POR PORÇÃO: 640 KCAL, 51 G GORDURAS, 24 G GORDURAS SATURADAS, 36 G CARBOIDRATOS, 0,15 G SÓDIO, 73 MG CÁLCIO.

bolo californiano de fubá com limão

Este bolo refrescante e molhadinho pode ser guardado por alguns dias. É ótimo servido na hora do chá ou como sobremesa, acompanhado com frutas vermelhas frescas e creme de leite.

225 g de manteiga amolecida
225 g de açúcar
225 g de farinha de amêndoa
1 colher de chá de extrato de baunilha
3 ovos (de preferência caipiras) levemente batidos
Suco de um limão-siciliano e raspas de 2 limões-sicilianos
110 g de fubá
1 colher de chá de fermento em pó sem glúten
1 pitada de sal

Para servir
Frutas vermelhas (framboesas, morangos, mirtilos, etc.)
Creme de leite azedo

Forma de torta de 23 cm de diâmetro.

Serve de 8 a 10 pessoas.

Preaqueça o forno a 160 °C.

Unte a forma com um pouco de manteiga derretida e farinha de arroz. Corte um círculo de papel-manteiga para a base.

Numa tigela grande, bata a manteiga até ficar cremosa e clarinha. Adicione o açúcar e continue batendo para fazer um creme leve. Incorpore a farinha de amêndoa e o extrato de baunilha. Adicione os ovos, pouco a pouco, batendo bem entre as adições. Junte o suco e as raspas de limão, o fubá, o fermento em pó sem glúten e o sal.

Despeje a mistura na forma preparada e asse por cerca de 50 minutos ou até que o bolo esteja dourado e um palito saia limpo quando inserido no centro. Deixe esfriar num prato e remova o papel. Sirva em fatias com algumas frutas vermelhas e uma colherada de creme de leite azedo.

POR PORÇÃO: 634 KCAL, 46 G GORDURAS, 18 G GORDURAS SATURADAS, 47 G CARBOIDRATOS, 0,44 G SÓDIO, 105 MG CÁLCIO.

bolo de banana

Bananas bem maduras são melhores para esta receita. Com a mesma massa, pode-se fazer deliciosos muffins, basta usar forminhas pequenas – ótimo para a lancheira das crianças. Mas crianças grandes também vão adorar!

40 g de cerejas
75 g de uvas-passas brancas
110 g de manteiga amolecida
110 g de açúcar
2 ovos grandes (de preferência caipiras)
3 bananas maduras
175 g de farinha de arroz fina
50 g de amido de milho
2 colheres de chá de fermento em pó sem glúten
½ colher de chá de sal

Uma forma de pão de 1 kg forrada com papel-manteiga ou 24 forminhas de papel para muffin.

Rende 1 bolo de 900 g ou 12 muffins.

Preaqueça o forno a 180°C.

Lave e seque as cerejas. Corte-as em quatro e misture-as com as uvas-passas. Reserve.

Bata a manteiga com o açúcar, até ficar cremosa e clarinha. Junte os ovos, um a um, batendo sempre.

Amasse as bananas e adicione à mistura. Peneire a farinha de arroz, o amido de milho, o fermento em pó sem glúten e o sal e acrescente cuidadosamente ao creme de banana. Delicadamente, adicione as cerejas e as uvas-passas, distribuindo-as uniformemente dentro da massa.

Despeje a massa na forma ou nas forminhas e leve ao forno – por cerca de 1¼ a 1½ hora para o bolo ou 25 minutos para os muffins – até que doure ou um palito inserido no centro saia limpo. Desenforme o bolo e deixe esfriar em um prato; os muffins podem esfriar em suas forminhas de papel.

POR PORÇÃO: 388 KCAL, 15 G GORDURAS, 9 G GORDURAS SATURADAS, 63 G CARBOIDRATOS, 0,42 G SÓDIO, 45 MG CÁLCIO.

torta de chocolate e framboesa

Para nós, esta é a melhor de todas as tortas de chocolate. Certamente não é um sacrifício devorá-la – satisfação absoluta. Consuma em porções pequenas: uma fatia não vai ser o bastante!

200 g de chocolate amargo sem glúten de boa qualidade (70% de cacau)
50 g de manteiga
3 ovos (de preferência caipiras) separados
50 g de açúcar
50 mℓ de creme de leite fresco
110 g de farinha de amêndoas
150 g de framboesas

Forma de torta de 20 cm.

Serve de 8 a 10 pessoas.

Preaqueça o forno a 180 °C.

Forre a base da forma com papel-manteiga e unte os lados com um pouco de manteiga derretida e farinha de amêndoa.

Derreta o chocolate com a manteiga em uma tigela em banho-maria, no fogão ou no forno a baixa temperatura. Use um batedor elétrico para bater as gemas com o açúcar até obter uma gemada clara e leve. Quando a mistura de chocolate com manteiga estiver derretida, adicione a gemada e misture bem. Junte o creme de leite e a farinha de amêndoa mexendo sempre.

Em uma tigela grande e cuidadosamente limpa, bata as claras até o ponto de neve firme. Muito delicadamente adicione as claras, um terço por vez, à mistura de chocolate. A seguir, incorpore as framboesas com cuidado. Despeje na forma preparada.

Leve ao forno por cerca de 25 a 30 minutos. Os lados devem estar assados, mas o centro ainda levemente úmido.

Deixe o bolo esfriar completamente na forma antes de desenformar. Sirva uma fatia fina com chantilly e framboesas frescas.

POR PORÇÃO: 358 KCAL, 28 G GORDURAS, 11 G GORDURAS SATURADAS, 20 G CARBOIDRATOS, 0,08 G SÓDIO, 72 MG CÁLCIO.

pão de ló de morango

Recheado com morangos frescos e chantilly... é simplesmente irresistível. O pão de ló pode ser guardado em um recipiente hermético. Por isso, sirva o chantilly separadamente se não planeja comer o bolo todo de uma vez!

140 g de manteiga
175 g de açúcar
3 ovos (de preferência caipiras)
110 g de farinha de arroz
50 g de farinha de amêndoa
1 ½ colher de chá de fermento em pó sem glúten
1 colher de chá de goma xantana
1 colher de sopa de leite

Para o recheio
300 mℓ de chantilly
225 g de morangos frescos fatiados
Açúcar para confeitar

Duas formas redondas de 18 cm de diâmetro.

Serve 8 pessoas.

Preaqueça o forno a 180 °C. Unte as duas formas com manteiga e farinha de arroz e forre-as com papel-manteiga.

Bata a manteiga acrescentando o açúcar aos poucos até obter um creme leve e claro. Junte os ovos, um a um, batendo sempre. (Se a manteiga e o açúcar não estiverem bem cremosos e os ovos forem adicionados rápido demais, a mistura pode talhar, resultando num bolo mais pesado.)

Peneire a farinha de arroz com a farinha de amêndoa, o fermento em pó e a goma xantana e misture bem devagar. Acrescente o leite pouco a pouco, para umedecer. Divida a mistura uniformemente entre as formas e faça uma pequena depressão no centro com uma colher. Asse por 20 ou 25 minutos ou até que um palito inserido na massa saia limpo. Desenforme os bolos em pratos e deixe esfriar.

Faça um sanduíche com os bolos, colocando o chantilly e os morangos como recheio. Polvilhe com açúcar peneirado. Para variar, geleia de framboesa caseira, pasta de chocolate ou até mesmo bananas com creme são deliciosos.

POR PORÇÃO: 440 KCAL, 29 G GORDURAS, 16 G GORDURAS SATURADAS, 41 G CARBOIDRATOS, 0,29 G SÓDIO, 70 MG CÁLCIO.

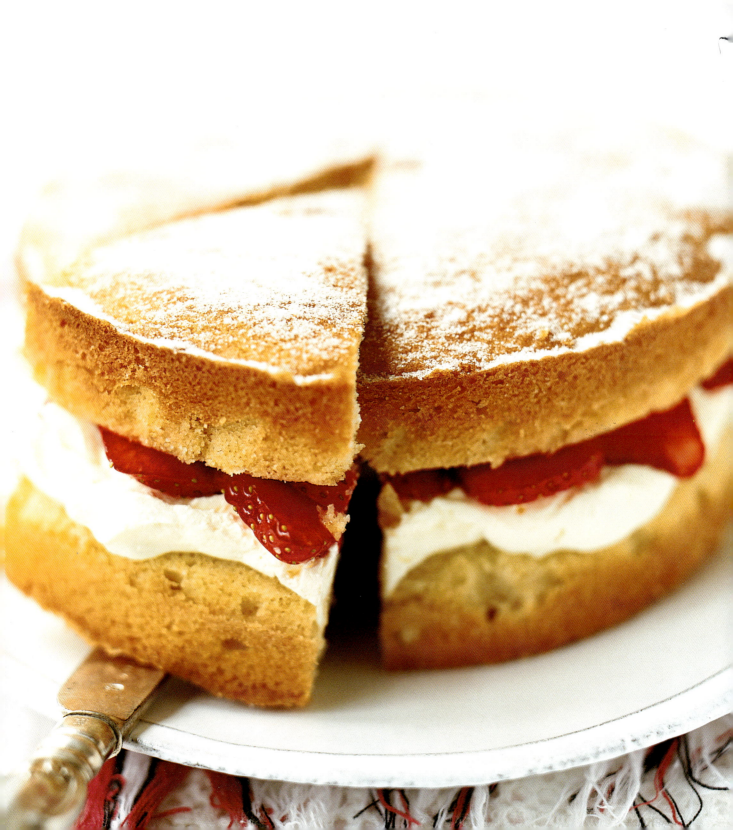

massa para torta doce da Rosemary

Farinhas sem glúten são um pouco mais difíceis de trabalhar, mas vale a pena dominar a técnica: mantenha a massa seca e você terá tortas mais leves e crocantes.

75 g de farinha de arroz
75 g de fubá
75 g de fécula de batata
1 colher de chá de goma xantana
1 pitada de sal
150 g de manteiga
50 g de açúcar
1 ovo (de preferência caipira) misturado a 2 colheres de sopa de água fria

Rende 425 g.

Peneire a farinha de arroz com o fubá, a fécula de batata, a goma xantana e o sal em uma tigela e misture bem. Corte a manteiga em cubos e incorpore delicadamente à mistura de farinhas. Adicione o açúcar. Faça um buraco no centro e acrescente com um garfo um pouco do ovo com água – o suficiente para que a massa dê liga. Com suas mãos, faça uma bola com a massa. Assim você pode avaliar melhor se precisa de mais algumas gotas de líquido. É tentador adicionar mais líquido neste ponto, mas procure não fazer isso, pois a massa pode ficar molhada demais. Não há problema em não usar todo o líquido pedido pela receita. Embora seja mais fácil trabalhar e abrir a massa quando ela está mais úmida, ao assar ela pode ficar dura e diminuir de tamanho.

Em uma superfície polvilhada com farinha de arroz, trabalhe a massa com o calcanhar da mão por alguns minutos, de modo a formar uma bola bem lisinha. Enrole com filme plástico e guarde na geladeira por cerca de 30 minutos. Isso vai tornar a massa menos elástica e mais fácil de abrir.

Quando tiver esfriado, abra-a (entre duas folhas de papel--manteiga, se necessário, para não grudar) e use-a de acordo com a receita.

POR RECEITA: 2 161 KCAL, 132 G GORDURAS, 80 G GORDURAS SATURADAS, 232 G CARBOIDRATOS, 2,04 G SÓDIO, 116 MG CÁLCIO.

torta rústica de frutas vermelhas

Esta torta rústica com seu rico recheio de frutas vermelhas é uma das minhas favoritas. Não precisa se preocupar com as bordas rasgadas: é para ficar assim mesmo.

1 receita de massa para torta doce da Rosemary (ver receita anterior)
1 ovo batido para pincelar
Açúcar para confeitar

Para o recheio
75 g de açúcar
2 colheres de sopa de amido de milho
110 g de mirtilos
110 g de framboesas
2 pêssegos ou nectarinas, sem cascas nem caroços, fatiados

Forma para torta com fundo removível de 18 cm de diâmetro.

Serve de 6 a 8 pessoas.

Preaqueça o forno a 180 °C.

Prepare a massa de torta sem glúten conforme a receita. Faça uma bola, achate-a em forma de círculo, cubra com papel--manteiga e deixe esfriar na geladeira. Em uma superfície polvilhada com farinha de arroz, abra a massa e forre a forma, mas deixe os excessos pendurados na borda. Leve de volta para a geladeira.

Prepare o recheio misturando o açúcar com o amido de milho em uma tigela grande. Misture os mirtilos com as nectarinas e os pêssegos fatiados e por último as framboesas, tomando cuidado para não machucá-las. Deixe repousar por 5 minutos, misturando de vez em quando. Coloque as frutas com seu suco sobre a massa resfriada e distribua uniformemente. Dobre as sobras de massa para o centro de modo a cobrir parcialmente o recheio. Mas deixe uma abertura de cerca de 7 cm de diâmetro, expondo as frutas no centro da torta.

Pincele a massa com um pouco de ovo batido e leve ao forno por cerca de 50 minutos, até que a massa esteja assada e dourada. Polvilhe com um pouco de açúcar e deixe esfriar por 10 minutos, o que vai permitir que o líquido se gelifique um pouco antes de desenformar. Esta torta é maravilhosa servida quente ou fria com chantilly.

POR PORÇÃO: 469 KCAL, 23 G GORDURAS, 14 G GORDURAS SATURADAS, 63 G CARBOIDRATOS, 0,36 G SÓDIO, 37 MG CÁLCIO.

torta de maçã de Besançon

Esta é uma versão da torta de Besançon, no leste da França. Pera, groselha, damasco, ameixa e ruibarbo são outras opções deliciosas, e o creme pode ser aromatizado com um pouco de canela no lugar de baunilha, se preferir.

1 receita de massa para torta doce da Rosemary (ver página 136)
1 ovo batido para pincelar
4 a 6 colheres de sopa de cobertura de damasco (ver receita a seguir)

Para o recheio
2 ou 3 maçãs vermelhas
2 ovos grandes ou 3 pequenos (de preferência caipiras)
2 colheres de sopa de açúcar
1 colher de chá de extrato de baunilha
300 ml de creme de leite fresco

Uma forma de torta com fundo removível de 30 cm de diâmetro ou duas de 18 cm de diâmetro.

Serve de 10 a 12 pessoas.

Preaqueça o forno a 180 °C. Prepare a massa sem glúten conforme a receita e leve à geladeira por 1 hora se possível. Forre a forma (ou as formas) com a massa e deixe na geladeira por mais 10 minutos. Cubra a massa com papel-manteiga e preencha todo o fundo com feijão. Asse assim por 15 ou 20 minutos. Remova o papel e os feijões, pincele com um pouco de ovo batido e leve de volta ao forno por mais 3 ou 4 minutos. Deixe esfriar e então pincele a base com cobertura de damasco.

Descasque as maçãs, tire as sementes e corte em fatias bem finas. Arrume as fatias em círculo no fundo da torta, umas se sobrepondo um pouco às outras. Continue até usar toda a maçã.

Bata os ovos com o açúcar e o extrato de baunilha. Adicione o creme de leite e espalhe essa mistura sobre as maçãs.

Leve ao forno por cerca de 35 minutos. Quando o creme ficar firme e as maçãs estiverem completamente cozidas, pincele generosamente com cobertura de damasco (isso é essencial para o sabor, não apenas para a aparência). Sirva quente com chantilly.

POR PORÇÃO, INCLUINDO A COBERTURA DE DAMASCO: 332 KCAL, 20 G GORDURAS, 12 G GORDURAS SATURADAS, 35 G CARBOIDRATOS, 0,24 G SÓDIO, 48 MG CÁLCIO.

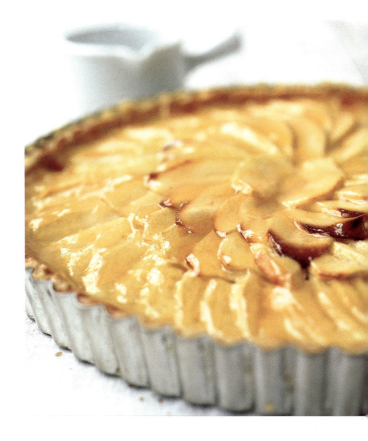

cobertura de damasco

375 g de geleia de damasco
Suco de ½ limão-siciliano ou 2 colheres de sopa de água

Rende cerca de 300 ml.

Derreta a geleia de damasco em uma pequena panela de aço inoxidável com 1 ou 2 colheres de sopa de suco de limão ou água. Passe a geleia quente por uma peneira de náilon e guarde em um pote esterilizado.

Se necessário, aqueça e misture a cobertura antes de usar.

bolos e sobremesas

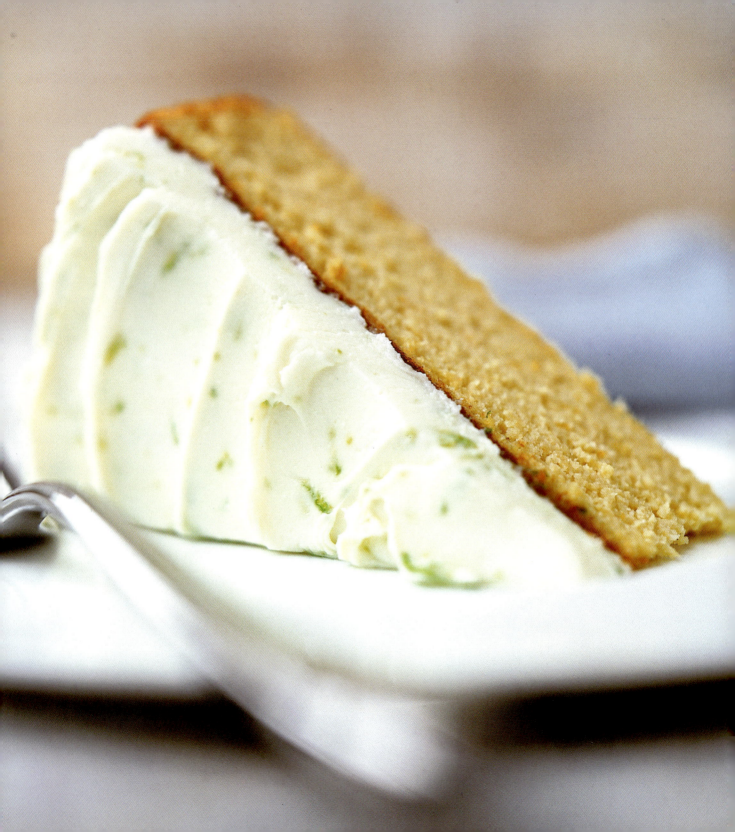

bolo de laranja Lady Dundee

Apesar de o nome fazer referência à tradicional geleia de laranja escocesa, este bolo não leva geleia. É deliciosamente molhadinho e perfeito para celíacos, se for usado fermento em pó sem glúten, é claro.

2 laranjas médias (de preferência orgânicas)
Manteiga derretida para untar
265 g de farinha de amêndoa da melhor qualidade
3 ovos, de preferência caipiras
250 g de açúcar
1 colher de chá de fermento em pó sem glúten

Para a cobertura (opcional)
50 g de açúcar
250 g de mascarpone
2 limões, suco e raspas
Açúcar de confeiteiro (opcional)

Forma de torta de 20 cm de diâmetro.

Serve 8 pessoas.

Lave as laranjas, coloque-as inteiras em uma panela, cubra-as com água e tampe. Cozinhe por 1 a 2 horas ou até que as laranjas estejam completamente macias. Para que a casca não fique amarga, troque a água de cozimento até três vezes.

Preaqueça o forno a 180 °C. Unte a forma com um pouco de manteiga derretida e farinha de amêndoa. Corte um círculo de papel-manteiga para a base da forma.

Corte as laranjas ao meio, remova as sementes e bata a polpa com a casca no liquidificador. Bata os ovos com açúcar até obter uma gemada leve e clara. Misture o fermento em pó e a farinha de amêndoa e incorpore delicadamente à gemada. Adicione o purê de laranja. Despeje a mistura na forma preparada e asse na altura média do forno por cerca de 1 hora, ou até que um palito inserido no centro saia limpo. Deixe esfriar em um prato e remova o papel.

Para a cobertura, misture o açúcar com o mascarpone, a raspa e o suco de limão e espalhe sobre o bolo. Se preferir, polvilhe o bolo com açúcar de confeiteiro sem glúten.

POR PORÇÃO, INCLUINDO A COBERTURA: 492 KCAL, 39 G GORDURAS, 13 G GORDURAS SATURADAS, 25 G CARBOIDRATOS, 0,15 G SÓDIO, 161 MG CÁLCIO.

torta de ameixa

Perfeita para aqueles que acham que não levam jeito para fazer tortas. Variamos o recheio conforme a estação, e a quantidade de açúcar depende da fruta. Preferimos deixar os caroços nas ameixas, mas você pode tirá-los se achar melhor.

225 g de manteiga
50 g de açúcar
2 ovos (de preferência caipiras)
110 g de farinha de arroz
110g de fubá
110 g de fécula de batata
2 colheres de chá de goma xantana
1 ovo batido para pincelar

Para o recheio
700 g de ameixas
110 g de açúcar

Para servir
Açúcar refinado para confeitar
Chantilly
Açúcar demerara

Uma forma retangular de 18 cm × 30 cm × 2,5 cm ou uma forma quadrada de 23 cm ou uma forma redonda de 25 cm de diâmetro.

Serve de 8 a 12 pessoas.

Primeiro prepare a massa. Bata a manteiga com o açúcar a mão ou em um processador de alimentos. Adicione os ovos e continue a bater por vários minutos. Reduza a velocidade e acrescente a farinha de arroz, o fubá, a fécula de batata e a goma xantana. Coloque a massa em um pedaço de papel-manteiga polvilhado com farinha de arroz, faça uma bola e aperte para formar um círculo, enrole e deixe na geladeira – de um dia para o outro se possível.

Preaqueça o forno a 180 °C. Abra a massa até que fique com uma espessura de cerca de 3 mm e use cerca de dois terços dela para forrar a forma. Se achar a massa difícil de trabalhar, abra-a entre duas folhas de papel-manteiga.

Corte as ameixas ao meio, arrume-as sobre a massa e polvilhe o açúcar. Cubra com uma tampa de massa, pressione as bordas para grudarem bem e use as sobras de massa para decorar. Pincele com o ovo batido e asse por 45 a 60 minutos, até as ameixas estarem macias. Deixe esfriar na forma por cerca de 10 minutos antes de desenformar, ou os lados da torta podem desmoronar. Corte em quadrados, polvilhe com açúcar refinado e sirva com chantilly e açúcar demerara.

POR PORÇÃO: 529 KCAL, 28 G GORDURAS, 17 G GORDURAS SATURADAS, 67 G CARBOIDRATOS, 0,27 G SÓDIO, 37 MG CÁLCIO.

bolos e sobremesas

cheesecake de framboesa e maracujá

Este cheesecake é realmente delicioso: todas as pessoas para quem faço pedem de novo – celíacos e não celíacos! É melhor quando preparado um dia antes.

110 g de biscoitos sem glúten (os biscoitos amanteigados de limão, da página 124, são especialmente bons para esta base)
110 g de farinha de amêndoa da melhor qualidade
110 g de manteiga derretida

Para o recheio
225 g de mascarpone
225 g de ricota
125 ml de crème fraîche (ver página 64)
3 ovos (de preferência caipiras)
200 g de açúcar
1 colher de sopa de amido de milho misturado com 2 colheres de sopa de água
1 colher de sopa de raspas de limão-siciliano
3 colheres de sopa de suco de limão-siciliano
3 a 5 maracujás
225 g de framboesa

Forma com fundo removível de 23 cm de diâmetro.

Serve de 8 a 10 pessoas.

Preaqueça o forno a 150 °C.

Forre a forma com um círculo de papel-manteiga. Unte os lados com um pouco de óleo de girassol e farinha de amêndoa.

Quebre os biscoitos sem glúten e coloque-os no processador. Acrescente a farinha de amêndoa e a manteiga derretida. Usando o botão "pulsar", misture os ingredientes. Retire do processador e aperte muito bem na base da forma preparada. Guarde na geladeira enquanto prepara o recheio.

Lave a vasilha do processador e coloque nela o mascarpone, a ricota, o crème fraîche, os ovos, o açúcar, o amido de milho, as raspas e o suco de limão. Bata o recheio por alguns segundos até ficar bem cremoso.

Remova a polpa dos maracujás e misture ao creme com a metade das framboesas. Despeje a mistura na forma e espalhe o restante das framboesas por cima.

Leve ao forno por cerca de 45 a 50 minutos. O cheesecake deve estar firme dos lados, mas ainda levemente mole no centro.

Deixe o cheesecake esfriar um pouco na forma e então leve à geladeira até que esteja firme e geladinho, se possível de um dia para o outro para que os sabores se acentuem. Desenforme com cuidado e sirva com chantilly.

POR PORÇÃO: 695 KCAL, 54 G GORDURAS, 28 G GORDURAS SATURADAS, 43 G CARBOIDRATOS, 0,26 G SÓDIO, 189 MG CÁLCIO.

cheesecake de mirtilo

Esta variação é também absolutamente divina. Siga a mesma receita do cheesecake de framboesa e maracujá, substituindo-os por 225 g a 275 g de mirtilos.

POR PORÇÃO: 695 KCAL, 54 G GORDURAS, 28 G GORDURAS SATURADAS, 43 G CARBOIDRATOS, 0,26 G SÓDIO, 184 MG CÁLCIO.

tiramisu

Depois de ouvir "ohs" e "ahs" tantas vezes dos meus amigos enquanto comiam tiramisu, decidi que era tempo de tentar uma versão para celíacos. Tiramisus individuais também são ótimos e podem ficar alguns dias na geladeira. Geralmente preparo um dia antes de servir.

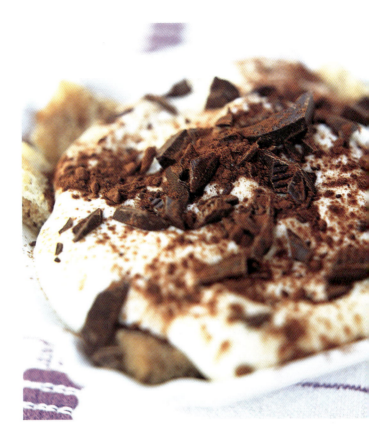

250 ml de café expresso forte (se não estiver forte o suficiente, adicione uma colher de chá de café instantâneo)
2 colheres de sopa de brandy
2 colheres de sopa de rum da Jamaica
75 g de chocolate meio amargo sem glúten
3 ovos (de preferência caipiras) separados
4 colheres de sopa de açúcar
250 g de mascarpone
1 receita de palitos de amêndoa (ver página 129)
Chocolate em pó sem açúcar e sem glúten para decorar

Travessa baixa de 20 cm × 25 cm.

Serve 8 pessoas.

Misture o café com o brandy e o rum. Rale o chocolate (ou coloque em um processador usando o botão "pulsar"). Bata as gemas com o açúcar até formar uma gemada leve e espumosa. Então incorpore o mascarpone, uma colher de cada vez.

Bata as claras até o ponto de neve firme e misture delicadamente ao creme com mascarpone.

Arrume uma camada de palitos de amêndoa na base da travessa. Mergulhe rapidamente os palitos de amêndoa da segunda camada na mistura de café e arrume-os sobre a camada de palitos secos. (Os palitos de amêndoa absorvem a mistura de café muito rápido e o excesso de líquido vai escorrer sobre os palitos da camada inferior.)

Espalhe metade da mistura de mascarpone delicadamente sobre os palitos de amêndoa, distribua metade do chocolate ralado por cima e então acrescente outra camada de palitos de amêndoa. Repita com a camada de palitos mergulhados no café (como antes) e finalmente o restante da mistura de mascarpone. Cubra a travessa com filme plástico ou, melhor ainda, coloque dentro de um saco plástico e amarre bem. Guarde na geladeira por pelo menos 6 horas. (Pode ficar na geladeira diversos dias, mas certifique-se de que esteja bem coberto para não pegar os odores.)

Para servir, espalhe o restante do chocolate por cima e polvilhe com o chocolate em pó sem açúcar.

POR PORÇÃO: 587 KCAL, 40 G GORDURAS, 17 G GORDURAS SATURADAS, 42 G CARBOIDRATOS, 0,18 G SÓDIO, 118 MG CÁLCIO.

pudim de chocolate

Seus amigos farão fila para serem convidados para jantar quando você servir esta deleitável sobremesa. Acrescente avelãs torradas e um fio de licor de avelã ao chantilly para um toque adicional.

150 g de chocolate amargo sem glúten de boa qualidade (70% de cacau)
150 g de manteiga
1 colher de chá de extrato de baunilha
150 mℓ de água morna
110 g de açúcar
4 ovos (de preferência caipiras) separados
25 g de farinha de arroz
1 colher de chá de fermento em pó sem glúten
Açúcar de confeiteiro para decorar

Uma travessa refratária de 1,2 ℓ ou 8 cumbucas individuais, untadas com manteiga

Serve de 6 a 8 pessoas.

Preaqueça o forno a 200 °C.

Derreta o chocolate com a manteiga em uma tigela em banho-maria, no fogão ou no forno, a baixa temperatura. Assim que o chocolate tiver derretido, remova do fogo e adicione o extrato de baunilha, a água morna e o açúcar. Continue a mexer até ficar cremoso. Bata as gemas e incorpore-as à mistura de chocolate. Adicione devagar a farinha de arroz peneirada com o fermento em pó sem glúten, cuidando para não formar grumos.

Em uma tigela grande, bata as claras até o ponto de neve firme. Incorpore-as com cuidado à mistura de chocolate e transfira tudo para a forma ou as cumbucas untadas.

Coloque a forma num banho-maria de água quente e asse por 10 minutos (para a forma grande). Então reduza a temperatura para 160 °C e asse mais 20 a 30 minutos. Se estiver usando as cumbucas individuais, elas estarão prontas em cerca de 15 minutos a 200 °C. O pudim deve estar firme no topo, mas ainda cremoso por dentro. Decore com açúcar de confeiteiro e sirva quente, morno ou frio com chantilly.

POR PORÇÃO: 483 KCAL, 35 G GORDURAS, 19 G GORDURAS SATURADAS, 37 G CARBOIDRATOS, 0,34 G SÓDIO, 49 MG CÁLCIO.

pudim de pão e manteiga

Esta é uma ótima maneira de usar pão branco sem glúten amanhecido: uma sobremesa de encher o coração. Não reduza as quantidades aqui. Apenas aproveite.

12 fatias de pão branco sem glúten (ver página 120)
50 g de manteiga, de preferência sem sal
½ colher de chá de noz-moscada moída na hora
200 g de uvas-passas
4 ovos grandes, de preferência caipiras, levemente batidos
225 mℓ de leite
450 mℓ de creme de leite fresco
1 colher de chá de extrato de baunilha
175 g de açúcar
1 pitada de sal
1 colher de sopa de açúcar refinado para decorar
Chantilly para servir

Travessa refratária quadrada de 20 cm.

Serve de 6 a 8 pessoas.

Passe manteiga no pão sem glúten e arrume 4 fatias na travessa, em uma camada, com o lado da manteiga para baixo. Polvilhe metade da noz-moscada e espalhe metade das uvas-passas sobre o pão, por cima arrume outra camada de pão com manteiga, polvilhe o restante da noz-moscada e espalhe o restante das uvas-passas. Cubra com o restante do pão, sempre com a manteiga para baixo.

Em uma tigela, bata os ovos e acrescente o leite, o creme, o extrato de baunilha, o açúcar e uma pitada de sal. Passe a mistura na peneira sobre o pão sem glúten. Polvilhe com açúcar refinado e deixe descansar, coberto com um pano, à temperatura ambiente por pelo menos 1 hora ou na geladeira de um dia para o outro.

Preaqueça o forno a 180°C.

Prepare um banho-maria com a água quente alcançando a metade da altura da travessa. Asse na altura média do forno por cerca de 1 hora, até ficar dourado e crocante. Sirva quente com chantilly.

Dica: você pode usar pão doce de frutas ou scones sem glúten amanhecidos no lugar do pão ou com ele.

POR PORÇÃO: 628 KCAL, 29 G GORDURAS, 16 G GORDURAS SATURADAS, 83 G CARBOIDRATOS, 0,54 G SÓDIO, 208 MG CÁLCIO.

pudim de caramelo com cobertura de caramelo quente

Outra delícia que muitos celíacos achavam que nunca iriam provar. A cobertura pode ser guardada por meses e é deliciosa com sorvete ou bananas fatiadas.

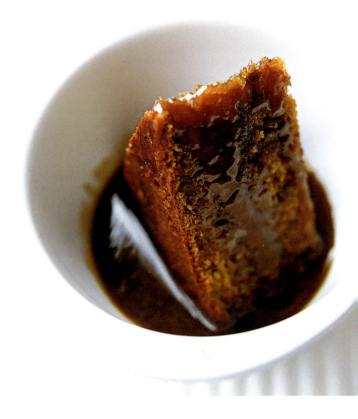

225 g de tâmaras picadas
300 ml de chá quente
Óleo de girassol
110 g de farinha de arroz
110 g de polvilho doce
1 ½ colher de chá de fermento em pó sem glúten
1 colher de chá de goma xantana
110 g de manteiga sem sal
175 g de açúcar
3 ovos (de preferência caipiras)
1 colher de chá de bicarbonato de sódio
1 colher de chá de extrato de baunilha
1 colher de chá de café expresso

Para a cobertura de caramelo
110 g de manteiga
175 g de açúcar demerara
110 g de açúcar granulado
275 g de melado de cana
225 ml de creme de leite fresco
½ colher de chá de extrato de baunilha

Forma com fundo removível de 20 cm de diâmetro.

Serve 8 pessoas.

Preaqueça o forno a 180 °C.

Deixe as tâmaras de molho no chá por 15 minutos.

Unte a forma com óleo de girassol e coloque um círculo de papel-manteiga na base.

Peneire as farinhas com o fermento em pó e a goma xantana. Bata a manteiga com o açúcar, até ficar cremosa e clarinha. Bata os ovos e incorpore aos poucos à mistura de farinhas. Adicione o bicarbonato de sódio, o extrato de baunilha e o café expresso ao chá com tâmaras e misture à massa. Despeje a massa na forma preparada e asse por 1-1 ½ hora ou até que um palito inserido no centro saia limpo.

Para fazer a cobertura, coloque a manteiga, os dois tipos de açúcar e o melado de cana em uma panela e derreta em fogo brando. Cozinhe por cerca de 5 minutos, tire do fogo e gradualmente adicione o creme de leite e o extrato de baunilha, mexendo sem parar. Volte ao fogo e mexa por mais 2 ou 3 minutos, ou até que a cobertura fique cremosa.

Despeje um pouco de cobertura numa travessa. Coloque o pudim de caramelo por cima e regue com mais cobertura. Coloque o restante da cobertura em uma tigela e sirva com chantilly.

POR PORÇÃO: 875 KCAL, 35 G GORDURAS, 21 G GORDURAS SATURADAS, 143 G CARBOIDRATOS, 0,56 G SÓDIO, 94 MG CÁLCIO.

bolos e sobremesas

torta de frutas secas com creme de whisky irlandês à moda de Ballymaloe

Poucos de nós podem resistir à tradicional torta de frutas secas natalina, especialmente quando é feita em casa e servida com creme à base de whisky.

1 receita de massa para torta doce da Rosemary (ver página 136)
450 g de recheio de frutas secas Ballymaloe (ver página 155)
1 ovo batido para pincelar
Açúcar de confeiteiro para decorar

Para o creme de whisky irlandês
1 colher de chá de açúcar de confeiteiro
1 a 3 colheres de sopa de whisky irlandês
225 mℓ de chantilly

Rende de 20 a 24 porções.

Prepare a massa para torta doce sem glúten conforme a receita e deixe 1 hora na geladeira.

Preaqueça o forno a 180 °C.

Abra a massa bem fina, corte em círculos de aproximadamente 7 cm e forre forminhas de empada. Coloque uma colher de chá cheia de recheio em cada forminha, umedeça as bordas com água e cubra com outro círculo de massa, apertando bem para selar. Use as sobras de massa para fazer pequenas decorações para a tampa das tortinhas, então pincele com ovo batido.

Leve ao forno por cerca de 20 a 25 minutos. Deixe que esfriem um pouco e então decore com açúcar de confeiteiro ou açúcar refinado.

Para fazer o creme, misture o açúcar e o whisky ao chantilly e sirva com as tortinhas ainda quentes.

POR PORÇÃO: 710 KCAL, 32 G GORDURAS, 16 G GORDURAS SATURADAS, 108 G CARBOIDRATOS, 0,15 G SÓDIO, 66 MG CÁLCIO.

bolo de Natal com pasta de amêndoas tostadas

Um bolo suculento e molhadinho que a Rosemary adaptou de uma receita da Darina. A pasta de amêndoas preserva o bolo por meses e, para os amantes de marzipã, é mais delicioso que uma cobertura de glacê.

110 g de cerejas em calda
50 g de amêndoas inteiras
350 g de uvas-passas brancas
350 g de groselhas
275 g de farinha de amêndoa
110 g de casca de laranja cristalizada
Raspas de 1 limão-siciliano
Raspas de 1 laranja
60 mℓ de whisky irlandês
225 g de manteiga
225 g de açúcar mascavo
6 ovos (de preferência caipiras)
1 colher de chá de especiarias doces em pó (canela, cravo, noz--moscada, etc.)
110 g de farinha de arroz
2 colheres de chá de goma xantana
1 maçã verde grande
Pasta de amêndoas (ver receita a seguir)
1 clara (de preferência de ovo caipira) levemente batida, para grudar a cobertura
2 gemas (de preferência de ovo caipira) para pincelar

Uma forma redonda de 23 cm de diâmetro ou uma forma quadrada de 20 cm.

Serve 20 pessoas

Forre a base e os lados da forma com papel-manteiga, deixando uma sobra de papel para fora com a metade da altura da forma.

Lave e seque as cerejas e então corte-as ao meio ou em quatro. Escalde as amêndoas em água fervente por 1 ou 2 minutos, tire a pele e corte-as em fatias. Misture as frutas secas, as amêndoas fatiadas, 50 g de farinha de amêndoa e as raspas de limão e laranja. Adicione cerca de metade do whisky e deixe macerar por 1 hora.

Preaqueça o forno a 180 °C. Bata a manteiga acrescentando o açúcar aos poucos, até obter um creme claro. Junte os ovos, um a um, batendo sempre.

Misture as especiarias com o restante da farinha de amêndoa, a farinha de arroz e a goma xantana. Rale a maçã, junte-a às frutas secas e misture tudo muito bem (não bata a mistura de novo, ou o bolo ficará pesado).

Transfira a mistura para a forma preparada. Faça uma pequena depressão no centro, molhe suas mãos e alise a superfície do bolo: isso garante que ficará bem lisinho quando assado. Coloque uma folha de papel-manteiga por cima. Leve ao forno por 1 hora, então reduza a temperatura para 160 °C e deixe no forno por mais 2-2 ½ horas. Verifique se está pronto inserindo um palito no centro. O bolo está assado quando o palito sair completamente limpo.

Regue o bolo com o restante do whisky e deixe esfriar na forma.

No dia seguinte, desenforme mas não tire o papel-manteiga. Enrole mais papel e papel-alumínio até a hora de cobrir com a pasta de amêndoa. O bolo pode ser guardado assim por semanas, ou até meses.

Quando estiver pronto para cobrir com a pasta de amêndoa, retire o papel. Coloque uma folha de papel-manteiga na superfície de trabalho e polvilhe açúcar de confeiteiro. Abra metade da pasta de amêndoa sobre o papel: deve ficar com um pouco menos de 1 cm de espessura. Pincele a parte de cima do bolo com uma clara levemente batida e vire o bolo sobre a pasta de amêndoa.

Dê uma batidinha para ter certeza de que a pasta grudou e então corte o excesso. Se o bolo estiver um pouco arredondado, corte a pasta de amêndoa um pouco maior; reserve o que sobrar para fazer uma decoração. Com uma espátula, aperte a pasta de amêndoa sobre o bolo para que fique bem uniforme. Então use a espátula para ajudar a virar o bolo para cima de novo. Retire o papel.

Preaqueça o forno a 220 °C.

Meça a circunferência do bolo com um pedaço de barbante. Com um rolo, faça duas faixas largas de pasta de amêndoa, cada uma com metade do comprimento da circunferência; apare a altura das faixas na altura do bolo com uma espátula.

Pincele tanto o bolo como a pasta de amêndoas com a clara. Prenda as faixas ao longo da lateral do bolo sem superpor as duas pontas. Use um copo de vidro para nivelar os cantos e deixar tudo lisinho. Alise o bolo com a mão para ter certeza de que está bem liso. Abra o restante da pasta de amêndoa até ficar com aproximadamente 5 mm de espessura. Corte formas decorativas, pincele todo o bolo com a gema batida e grude as formas em volta e por cima do bolo. Pincele-as com gema também.

Com cuidado, coloque o bolo em uma assadeira e leve ao forno por 15 a 20 minutos, até ficar dourado. Tire do forno, deixe esfriar e então transfira para uma travessa.

POR PORÇÃO: 491 KCAL, 23 G GORDURAS, 8 G GORDURAS SATURADAS, 67 G CARBOIDRATOS, 0,17 G SÓDIO, 116 MG CÁLCIO.

pasta de amêndoa

450 g de farinha de amêndoa
450 g de açúcar peneirado
2 ovos pequenos (de preferência caipiras)
1 gota de essência de amêndoa
2 colheres de sopa de whisky irlandês
Açúcar de confeiteiro

Misture a farinha de amêndoa com o açúcar peneirado. Bata os ovos, incorpore o whisky e a essência de amêndoa, adicione aos outros ingredientes e misture até obter uma pasta firme. (Talvez não precise de todo o ovo.) Polvilhe uma superfície com açúcar de confeiteiro e trabalhe a pasta até que fique macia.

POR PORÇÃO: 541 KCAL, 30 G GORDURAS, 3 G GORDURAS SATURADAS, 56 G CARBOIDRATOS, 0,03 G SÓDIO, 137 MG CÁLCIO.

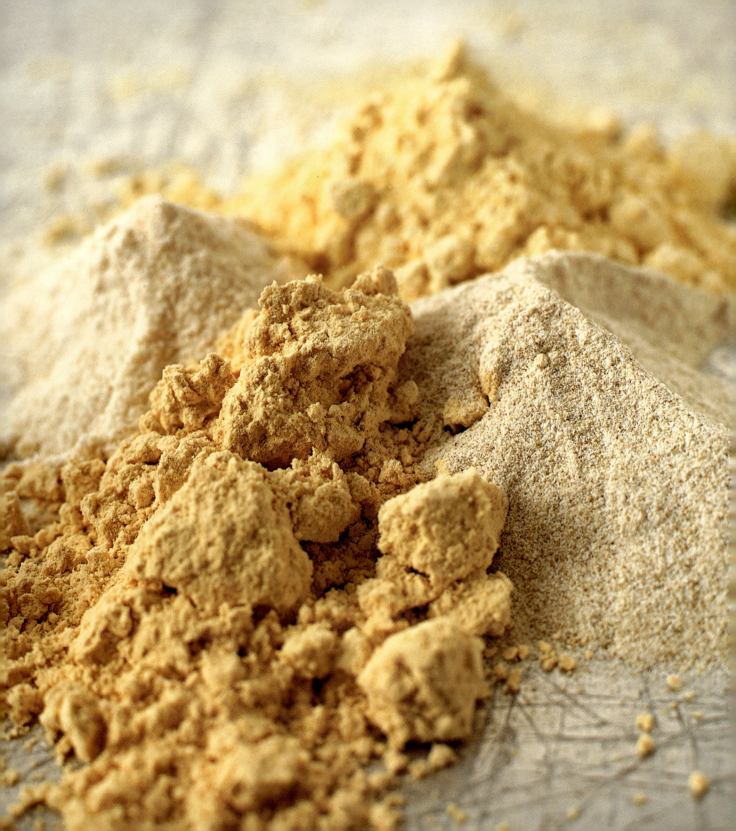

8

receitas básicas

pesto

Leva minutos para fazer e é um milhão de vezes melhor que o pesto comprado pronto. Se não tiver manjericão, pode usar salsinha, uma mistura de salsinha com hortelã, ou salsinha com coentro.

110 g de folhas de manjericão fresco
150 a 225 mℓ de azeite de oliva extravirgem
25 g de pinoles (se possível, experimente antes de comprar para ter certeza de que não estão rançosos)
2 dentes de alho grandes socados
50 g de queijo parmesão ralado
Sal a gosto

Rende 2 potes.

Bata o manjericão com o azeite, os pinoles e o alho em um processador de alimentos – ou soque em um pilão. Transfira para uma tigela e adicione o queijo parmesão ralado. Verifique e ajuste o tempero.

Sirva com macarrão, queijo de cabra, tomate e mozarela. Pesto é ótimo em saladas ou com omeletes e fritadas. Pode ficar semanas na geladeira, em um pote com uma camada de azeite por cima, e também pode ser congelado, mas nesse caso só acrescente o parmesão depois de descongelar. Congele em pequenas quantidades para usar conforme a necessidade. As folhas de manjericão também podem ser congeladas; elas não ficarão muito boas para fazer pesto, mas podem ser usadas em sopas e cozidos para dar um gostinho de verão.

POR RECEITA: 1687 KCAL, 171 G GORDURAS, 31 G GORDURAS SATURADAS, 9 G CARBOIDRATOS, 1,34 G SÓDIO, 918 MG CÁLCIO.

pesto de hortelã e salsinha

Na receita anterior, substitua o manjericão por 50 g de hortelã e 50 g de salsinha fresca.

pãezinhos yorkshire

Você não vai precisar abster-se deste clássico inglês – aqui a Rosemary usa farinha de arroz e polvilho com muito sucesso. Para dar um gostinho diferente, adicione algumas folhas de tomilho, uma colherada de mostarda de Dijon ou algumas azeitonas.

50 g de farinha de arroz
50 g de polvilho doce
1 pitada de sal
2 ovos (de preferência caipiras)
300 mℓ de leite
10 g de manteiga derretida
Azeite ou banha de boi (a menos que seja vegetariano) para untar as formas

Forma para muffins.

Serve de 8 a 10 pessoas.

Preaqueça o forno a 230 °C.

Peneire a farinha de arroz com o polvilho em uma tigela grande. Adicione o sal. Faça um buraco no meio e coloque os ovos. Usando um pequeno fouet ou uma colher de pau, traga aos poucos a farinha dos lados para o centro misturando sem parar e ao mesmo tempo adicionando metade do leite em um fio constante. Quando toda a farinha tiver sido misturada, junte o restante do leite e a manteiga derretida já fria batendo sempre. Deixe descansar por 1 hora.

Unte a forma com azeite ou banha de boi e preencha dois terços com massa. Leve ao forno por cerca de 20 minutos. Desenforme e sirva quente.

POR PORÇÃO: 132 G KCAL, 8 G GORDURAS, 2 G GORDURAS SATURADAS, 13 G CARBOIDRATOS, 0,15 G SÓDIO, 56 MG CÁLCIO.

popovers americanos

Você pode converter os pãezinhos yorkshire em popovers americanos e servi-los como sobremesa. Simplesmente coloque uma colherada de chantilly e outra de geleia de framboesa ou cassis no centro de cada pãozinho. Polvilhe com açúcar de confeiteiro sem glúten e sirva.

massa de pizza

Depois de fazer sua primeira massa de pizza sem glúten, você não vai mais parar. Todo mundo gosta de pizza, em um almoço rápido ou no jantar, e você pode variar infinitamente os sabores.

1 colher de chá de açúcar
225 mℓ de água morna
10 g de fermento biológico seco
175 g de farinha de arroz
75 g de fécula de batata
50 g de polvilho doce
25 g de leite em pó
1 ½ colher de chá de fermento em pó sem glúten
1 colher de chá de goma xantana
1 colher de chá de sal
1 colher de sopa de óleo de girassol
1 ovo (de preferência caipira)

Rende 4 pizzas.

Dissolva o açúcar em 150 mℓ de água morna em uma tigela pequena e adicione o fermento biológico. Deixe descansar por alguns minutos em um local protegido para que o fermento trabalhe. Depois de 4 ou 5 minutos, ele deve estar com a aparência cremosa.

Coloque a farinha de arroz, a fécula de batata, o polvilho, o leite em pó, a goma xantana, o sal e o fermento em pó sem glúten em um tigela ou processador. Usando o batedor de massa no processador de alimentos, misture bem os ingredientes secos. Em uma tigela pequena, bata o óleo de girassol e o ovo e adicione aos ingredientes secos a uma velocidade baixa.

Quando o fermento estiver espumando, dê uma mexida e coloque no processador com o restante da água morna. Bata o líquido com os outros ingredientes a uma velocidade baixa. Continue a bater por 3 ou 4 minutos, até obter uma massa lisa e homogênea.

Transfira a massa para uma superfície polvilhada com farinha de arroz. Ela deve estar ainda um pouco grudenta, então coloque um pouco de farinha de arroz nas mãos também. Divida a massa em quatro partes, cada uma com cerca de 150 g. Coloque uma folha de papel-manteiga em uma assadeira. Transfira uma parte da massa para a assadeira e, usando o calcanhar da mão, abra a massa em um círculo de 20 cm de diâmetro. Repita com as outras 3 partes da massa.

Cubra os círculos de massa com um pano limpo e deixe que cresçam em um local protegido por cerca de 15 minutos.

Preaqueça o forno a 200 °C.

Transfira as assadeiras para o forno e asse por 8 a 10 minutos antes de retirar e adicionar as coberturas à sua escolha. Volte as pizzas, com as coberturas, para o forno e asse por mais 10 a 15 minutos, até que as bases estejam crocantes e as coberturas quentes e douradas. Sirva imediatamente.

POR PIZZA: 348 KCAL, 7 G GORDURAS, 2 G GORDURAS SATURADAS, 67 G CARBOIDRATOS, 0,78 G SÓDIO, 123 MG CÁLCIO.

roux sem glúten

O roux sem glúten funciona tão bem para engrossar molhos quanto o roux feito com farinha de trigo. Mantenha um pouco na geladeira: pode ser guardado por até 15 dias.

110 g de manteiga
50 g de amido de milho
50 g de farinha de arroz

Derreta a manteiga em uma panela e acrescente o amido de milho e a farinha de arroz. Misture bem com uma colher de pau e cozinhe por 2 minutos em fogo baixo, mexendo sempre.

POR RECEITA: 1265 KCAL, 103 G GORDURAS, 65 G GORDURAS SATURADAS, 86 G CARBOIDRATOS, 0,97 G SÓDIO, 38 MG CÁLCIO.

molho bechamel sem glúten

O molho bechamel clássico começa com um roux e a adição gradual de leite, mexendo o tempo todo para evitar grumos. No entanto, se você tiver um pouco de roux sem glúten preparado, simplesmente misture-o ao leite fervente.

600 mℓ de leite
Algumas fatias de cenoura e cebola
3 grãos de pimenta preta
1 ramo de tomilho
4 ramos de salsinha
50 g de manteiga
25 g de amido de milho
25 g de farinha de arroz
Sal e pimenta-do-reino moída na hora

Coloque o leite em uma panela com a cenoura, a cebola, os grãos de pimenta, o tomilho e a salsinha. Deixe levantar fervura, abaixe o fogo e deixe fervilhar por 3 a 4 minutos, tire do fogo e deixe esfriar. Coe os legumes. Derreta a manteiga em uma panela e acrescente o amido de milho e a farinha de arroz. Misture bem com uma colher de pau por 2 minutos em fogo baixo. Adicione o leite, mexendo sem parar enquanto o molho engrossa. Experimente o sal e ajuste se necessário. Para um molho mais ralo, coloque um pouco mais de leite, até obter a consistência desejada.

POR RECEITA: 823 KCAL, 51 G GORDURAS, 32 G GORDURAS SATURADAS, 74 G CARBOIDRATOS, 1,51 G SÓDIO, 746 MG CÁLCIO.

massa para torta da Rosemary

Farinhas sem glúten são um pouco mais difíceis de trabalhar, mas vale a pena dominar a técnica: mantenha a massa seca e você terá tortas mais leves e crocantes.

75 g de farinha de arroz
75 g de fubá
75 g de fécula de batata
1 colher de chá de goma xantana
1 pitada de sal
150 g de manteiga
1 ovo (de preferência caipira) misturado com 2 colheres de sopa de água fria

Rende 425 g.

Peneire a farinha de arroz com o fubá, a fécula de batata, a goma xantana e o sal em uma tigela e misture bem. Corte a manteiga em cubos e incorpore delicadamente à mistura de farinhas. Faça um buraco no centro e acrescente um pouco do ovo com água mexendo com um garfo – o suficiente para dar liga à massa. Com suas mãos, faça uma bola com a massa. Assim você pode avaliar melhor se precisa de mais algumas gotas de líquido. É tentador adicionar mais líquido neste ponto, mas procure não fazer isso, pois a massa pode ficar molhada demais. Não há problema em não usar todo o líquido pedido pela receita. Embora seja mais fácil trabalhar e abrir a massa quando ela está mais úmida, ao assar ela pode ficar dura e diminuir de tamanho.

Em uma superfície polvilhada com farinha de arroz, trabalhe a massa com o calcanhar da mão por alguns minutos de modo a formar uma bola bem lisinha. Enrole com filme plástico e guarde na geladeira por cerca de 30 minutos. Isso vai deixar a massa menos elástica e mais fácil de abrir.

Quando a massa estiver fria, abra-a (entre duas folhas de papel-manteiga, se necessário, para não grudar) e use-a de acordo com a receita.

POR RECEITA: 1 964 KCAL, 132 G GORDURAS, 80 G GORDURAS SATURADAS, 180 G CARBOIDRATOS, 2,04 G SÓDIO, 116 MG CÁLCIO.

massa de panqueca

A adição de manteiga derretida à massa faz toda a diferença para o sabor e a textura das panquecas e vai tornar possível fritá-las sem colocar óleo na frigideira.

175 g de polvilho doce
175 g de farinha de arroz
½ colher de chá de sal
4 ovos grandes (de preferência caipiras) levemente batidos
350 mℓ de leite
4 colheres de sopa de manteiga derretida

Rende 16 panquecas.

Peneire a farinha de arroz com o polvilho e o sal em uma tigela grande. Faça um buraco no meio e coloque os ovos levemente batidos. Usando um batedor de arame, misture os ovos aos poucos trazendo a farinha de fora para dentro. Adicione o leite devagar e continue a bater até que a massa esteja cremosa e cheia de bolhas.

Guarde na geladeira por pelo menos 1 hora. Um pouco antes de fritar, bata a massa novamente, pois um pouco da farinha se acumula no fundo da tigela, e adicione a manteiga derretida.

Para fritar as panquecas, aqueça uma frigideira para crepe ou uma frigideira antiaderente de 20 cm a 23 cm até que esteja bem quente. Usando uma concha, despeje o suficiente para cobrir a base da frigideira com uma camada bem fina de massa. Solte a panqueca da beirada, vire com uma espátula, deixe cozinhar mais 1 ou 2 minutos do outro lado e transfira para um prato aquecido.

As panquecas podem ser empilhadas e separadas depois. Podem ser guardadas na geladeira assim por vários dias. Se preferir congelar, coloque um disco de papel-manteiga entre cada panqueca.

POR PANQUECA: 135 KCAL, 5 G GORDURAS, 3 G GORDURAS SATURADAS, 20 G CARBOIDRATOS, 0,12 G SÓDIO, 39 MG CÁLCIO.

panquecas doces

Adicione 2 colheres de sopa de açúcar e 1 colher de chá de raspas de limão (opcional) à massa. Sirva com pasta de chocolate e bananas fatiadas – ou qualquer outro recheio à escolha.

creme de cogumelos

Esta receita é fantasticamente versátil. Experimente como acompanhamento, como recheio de panquecas ou omeletes, como molho de macarrão, para enriquecer cozidos ou, acrescentando um pouco mais de creme ou caldo, como molho para filé, cordeiro, frango ou vitela.

10 a 25 g de manteiga
75 g de cebolas picadinhas
225 g de cogumelos fatiados
Sal e pimenta-do-reino moída na hora

Um pouco de suco de limão-siciliano
125 mℓ de creme de leite fresco
Roux sem glúten (ver página 150)
Salsinha lisa picada
½ colher de sopa de cebolinha picada (opcional)

Serve 4 pessoas.

Derreta a manteiga em uma panela até que comece a espumar. Adicione as cebolas picadas, tampe e deixe cozinhar em fogo brando por cerca de 5 a 10 minutos, até amolecerem. Transfira as cebolas para uma tigela.

Refogue os cogumelos em uma frigideira quente, em etapas se necessário. Tempere cada porção com sal, pimenta-do-reino moída na hora e um pouquinho de suco de limão. Adicione as cebolas aos cogumelos na panela e então junte o creme de leite e deixe borbulhar por alguns minutos. Junte um pouco de roux e mexa até engrossar um pouco. Experimente e ajuste o tempero se necessário. Acrescente então a salsinha e a cebolinha, se for usar. O creme de cogumelos pode ficar na geladeira por 4 a 5 dias.

POR PORÇÃO: 422 KCAL, 35 G GORDURAS, 22 G GORDURAS SATURADAS, 25 G CARBOIDRATOS, 0,39 G SÓDIO, 51 MG CÁLCIO.

creme de cogumelos com gengibre e amêndoas tostadas

Adicione ao creme 1 colher de chá de gengibre ralado na hora e 20 g de amêndoas tostadas e picadas.

molho de cogumelos com alecrim

Adicione 1 ou 2 colheres de sopa de alecrim fresco picado aos cogumelos refogados. Acrescente o creme de leite, experimente e ajuste o tempero se necessário.

receitas básicas

caldo de legumes caseiro

Esta receita é apenas um guia: você pode fazer o caldo com qualquer legume que tiver à mão, mas não deixe o sabor de nenhum deles predominar, a menos que essa seja a intenção.

1 nabo pequeno
2 cebolas em fatias grossas
2 ou 3 alhos-porós, apenas as partes verdes
3 talos de salsão (use os de fora) lavados e picados grosseiramente
3 cenouras grandes lavadas e cortadas grosseiramente
½ erva-doce cortada grosseiramente
75 g de cogumelos com seus talos
4 a 6 ramos de salsinha
1 bouquet garni
Alguns grãos de pimenta preta
2,4 ℓ de água fria

Rende cerca de 1,8 ℓ.

Coloque todos os ingredientes em uma panela grande, deixe ferver e então reduza o fogo. Tampe e deixe cozinhar por 1-1 ½ hora. Coe o caldo pouco antes de usar, ou guarde por até uma semana na geladeira. Se preferir, congele.

POR RECEITA: 4 KCAL, 0 G GORDURAS, 0 G GORDURAS SATURADAS, 0 G CARBOIDRATOS, 0,18 G SÓDIO, 19 MG CÁLCIO.

caldo de carne caseiro

Planejar com antecedência é a chave para este caldo. Para incrementar o sabor, guarde ossos de boi – ou peça alguns no açougue ou no supermercado. Caldo feito em casa é mais saboroso e também mais saudável, pois contém menos sal.

2,2 kg a 2,6 kg de ossos de boi, de preferência com um pouco de carne, cortado em pedaços
2 cebolas grandes cortadas em quatro
2 cenouras grandes cortadas em quatro
2 talos de salsão picados
1 bouquet garni grande
10 grãos de pimenta preta
2 cravos-da-índia
4 dentes de alho com casca
1 colher de chá de purê de tomate
5 ℓ de água fria

Rende cerca de 4 ℓ.

Preaqueça o forno a 230 °C. Coloque os ossos em uma assadeira e asse por 30 minutos, até ficarem bem dourados.

Adicione os legumes e coloque de volta no forno até que dourem também. Transfira tudo para uma panela grande. Adicione o bouquet garni, os temperos, o alho e o purê de tomate. Tire o excesso de gordura da assadeira. Então acrescente um pouco de água, deixe ferver e transfira esse líquido para a panela. Adicione o restante da água e deixe ferver. Retire o excesso de gordura e deixe cozinhar em fogo baixo por 5 ou 6 horas. Coe, deixe esfriar e tire um pouco mais de gordura antes de usar.

POR RECEITA: 4 KCAL, 0 G GORDURAS, 0 G GORDURAS SATURADAS, 0 G CARBOIDRATOS, 0,18 G SÓDIO, 19 MG CÁLCIO.

caldo de galinha caseiro

A palavra francesa para caldo significa fundação, e de fato é a base para muitas receitas, essencial em sopas, cozidos e muitos molhos. Nunca jogue fora uma carcaça sem fazer um caldo!

2 ou 3 carcaças de frango cruas ou cozidas ou uma mistura de miúdos de dois frangos (pescoço, coração, etc.; mas guarde o fígado para outro prato)
Cerca de 3,6 ℓ de água fria
1 cebola grande fatiada
1 alho-poró (opcional) – use as partes verdes; guarde a parte branca para comer como legume
1 talo de salsão ou 1 folha de levístico
1 cenoura grande fatiada
Alguns ramos de salsinha
1 ramo de tomilho
6 grãos de pimenta preta

Rende 3 ℓ.

Corte as carcaças em pedaços. Coloque todos os ingredientes em uma panela grande e cubra com água. Deixe ferver e tire o excesso de gordura do topo com uma colher de sopa. Cozinhe em fogo médio por 2 a 3 horas. Coe, deixe esfriar e retire mais gordura. Se precisar de um sabor mais pronunciado, ferva o líquido em uma panela destampada para reduzir o volume em um terço ou metade. Não adicione sal.

Esta receita é apenas um guia. Se tiver apenas uma carcaça e não quiser se dar ao trabalho de fazer apenas uma pequena quantidade de caldo, por que não congelá-la e guardá-la até que tenha mais carcaças e miúdos? Então você pode celebrar e fazer realmente uma quantidade decente de caldo e tirar o melhor proveito do seu tempo e energia!

POR RECEITA: 4 KCAL, 0 G GORDURAS, 0 G GORDURAS SATURADAS, 0 G CARBOIDRATOS, 0,18 G SÓDIO, 19 MG CÁLCIO.

observações

Caldos podem ser guardados na geladeira por diversos dias. Se precisar guardar por mais tempo, basta fervê-los de novo por 5 ou 6 minutos a cada dois dias; deixe esfriar antes de colocar de volta na geladeira. Caldos também podem ser congelados. Garrafas plásticas de leite são ótimos recipientes; você pode até cortá-las na hora de tirar o caldo se estiver com pressa.

Em restaurantes, o caldo em geral fica cozinhando destampado para torná-lo o mais claro possível, mas em casa talvez seja melhor manter a panela tampada, senão a casa toda vai cheirar a caldo.

O fígado do frango não deve ser adicionado ao caldo, ou este ficará amargo. Guarde o fígado para fazer patês, por exemplo.

Alguns legumes que não devem ser usados em um caldo:
- **Batatas** absorvem os sabores e deixam o caldo turvo.
- **Pastincas** têm o gosto muito forte.
- **Beterrabas** também têm o gosto forte e deixariam o caldo vermelho – mas faça uma sopa de beterraba no lugar!
- **Repolhos** dão um sabor estranho quando cozidos por muito tempo.
- **Nabo branco** – um pouco às vezes é bom, mas procure não colocar demais.
- **Folhas de louro** têm um sabor que pode facilmente predominar no caldo de galinha e as sopas feitas com o caldo acabam ficando monótonas.

Sal é outro ingrediente que você vai encontrar na maioria das receitas de caldo, mas não nesta. A razão é que, se você quiser reduzir o caldo e fazer um molho, ele poderá ficar salgado demais.

receitas básicas   153

chutney de hortelã fresca

Este chutney fresco é em geral servido com curry. É ótimo para comer com paparis antes do jantar como um simples aperitivo. Também é bom com peixe grelhado ou cordeiro assado no lugar de molho de hortelã.

1 maçã vermelha grande para cozinhar, descascada e sem sementes
1 xícara de folhas de hortelã frescas
50 g de cebolas
25 a 50 g de açúcar (dependendo da acidez da maçã)
Sal e pimenta-de-caiena

Serve 6 pessoas.

Bata os ingredientes em um processador; então tempere com sal e um pouco de pimenta-de-caiena.

POR PORÇÃO: 36 KCAL, 0 G GORDURAS, 0 G GORDURAS SATURADAS, 9 G CARBOIDRATOS, 0,1 G SÓDIO, 13 MG CÁLCIO.

tzatziki

É uma pasta grega tradicional que pode ser servida com uma tábua de aperitivos, como salada para acompanhar um prato principal ou ainda como molho para carnes ou peixes grelhados.

1 pepino japonês descascado e cortado em cubinhos
Sal e pimenta-do-reino moída na hora
1 ou 2 dentes de alho socados
1 fio de vinagre de vinho branco ou suco de limão-siciliano
425 mℓ de iogurte grego ou iogurte natural de boa qualidade
4 colheres de sopa de creme de leite (opcional)
1 colher de sopa de hortelã fresca picada
Açúcar

Coloque os cubos de pepino em uma peneira, salpique com sal e deixe drenar por cerca de 30 minutos. Seque os pepinos com papel-toalha, coloque em uma tigela e misture com o alho, o vinagre ou o suco de limão, o iogurte e o creme de leite, se for incluí-lo. Junte a hortelã e experimente. Pode precisar de um pouco mais de sal, pimenta-do-reino e açúcar.

POR RECEITA (SEM O CREME DE LEITE): 577 KCAL, 41 G GORDURAS, 26 G GORDURAS SATURADAS, 20 G CARBOIDRATOS, 0,73 G SÓDIO, 770 MG CÁLCIO.

tomate fundido

O tomate fundido é uma das receitas básicas mais importantes e é infinitamente versátil. Sirva como molho para macarrão, recheio de omeletes, em pizzas ou use como base para cozidos de feijão.

2 colheres de sopa de azeite de oliva extravirgem
110 g de cebolas fatiadas
1 dente de alho socado
900 g de tomates bem maduros sem pele ou 2 ½ latas de 400 g de tomates
Sal, pimenta-do-reino moída na hora e açúcar a gosto
1 colher de sopa de qualquer uma das seguintes ervas: hortelã picada, manjericão rasgado ou uma mistura de tomilho, salsinha, erva-cidreira e manjerona
Vinagre balsâmico

Serve 6 pessoas.

Aqueça o azeite em uma panela de aço inoxidável. Adicione as cebolas e o alho, mexa, tampe e deixe cozinhar em fogo brando até amolecerem. Para que essa receita dê certo, é essencial que as cebolas estejam completamente amolecidas antes que os tomates sejam acrescentados. Fatie os tomates sem pele e adicione ao refogado com todo o suco.

Tempere com sal, pimenta-do-reino moída na hora e açúcar (tomates em lata precisam de muito açúcar por causa de sua acidez). Adicione as ervas. Cozinhe com a panela tampada por 10 minutos. Remova a tampa e continue a cozinhar por mais 10 minutos, ou até que os tomates comecem a desmanchar. Os tomates frescos devem ser cozidos por menos tempo para preservar o sabor. Tomates em lata precisam ser cozidos por mais tempo, dependendo de como você usá-lo: molho, recheio ou puro.

Adicione algumas gotas de vinagre balsâmico no final para destacar o sabor.

POR PORÇÃO: 74 KCAL, 4 G GORDURAS, 1 G GORDURAS SATURADAS, 8 G CARBOIDRATOS, 0,11 G SÓDIO, 21 MG CÁLCIO.

Variações
Adicione 1 ou 2 pimentas vermelhas picadas enquanto refoga as cebolas. Substitua as ervas desta receita por 2 ou 3 colheres de sopa de coentro fresco picado. É bom com ou sem a pimenta.

tomates secos

Você pode fazer seus próprios tomates secos em um forno de convecção. Use em saladas, com massas sem glúten ou como aperitivo.

Tomates bem maduros
Sal marinho
Açúcar
Azeite

Corte os tomates ao meio no sentido transversal, coloque em uma grelha, tempere com sal marinho e açúcar e regue com azeite. Leve ao forno de convecção à temperatura mais baixa possível, até que estejam totalmente desidratados e enrugados. Dependendo do tamanho, deixe-os no forno por até 24 horas (depois de cerca de 1 hora, vire-os para baixo).

Guarde em vidros esterilizados cobertos com azeite. Algumas folhas de manjericão ou ramos de alecrim, tomilho ou manjerona deixam-nos especialmente deliciosos. Cubra e guarde em um local fresco, seco e de preferência escuro.

Outra opção é fazer tomates assados. Proceda como descrito, no entanto, remova os tomates enquanto ainda estão hidratados mas tenham diminuído pela metade.

POR TOMATE: 24 KCAL, 1 G GORDURAS, 0 G GORDURAS SATURADAS, 3 G CARBOIDRATOS, 0,11 G SÓDIO, 6 MG CÁLCIO.

manteiga de alho

Manteigas aromatizadas podem ser guardadas em pedaços ou em rolinhos, enroladas em papel-manteiga ou papel-alumínio, com os dois lados presos como balas. Guarde na geladeira por 2 a 3 semanas.

110 g de manteiga amolecida
2 colheres de sopa de salsinha lisa picada
3 a 5 dentes de alho socados
Algumas gotas de suco de limão-siciliano

Bata a manteiga e adicione a salsinha, o alho socado e as gotas de limão. Faça um rolinho e use conforme a necessidade.

POR RECEITA: 940 KCAL, 102 G GORDURAS, 65 G GORDURAS SATURADAS, 3 G CARBOIDRATOS, 0,94 G SÓDIO, 42 MG CÁLCIO.

recheio de frutas secas à moda de Ballymaloe

O tradicional recheio britânico de frutas secas é extremamente fácil de preparar e pode ser feito bem antes do Natal. Esta receita pode ser guardada por até um ano em um local fresco e arejado.

2 maçãs vermelhas para cozinhar
2 limões-sicilianos
450 g de manteiga ou banha de boi sem glúten
110 g de cascas de laranja, limão e grapefruit cristalizadas, de preferência feitas em casa
2 colheres de sopa de geleia de laranja
225 g de groselhas secas
450 g de uvas-passas pretas
225 g de uvas-passas brancas
900 g de açúcar demerara
60 mℓ de whisky irlandês

Rende 3,5 kg.

Preaqueça o forno a 180 °C.

Tire o miolo das maçãs e asse-as inteiras por cerca de 45 minutos. Deixe esfriar, então remova a pele e faça um purê com a polpa. Rale a casca dos limões e esprema o suco. Adicione o purê de maçã aos outros ingredientes, misturando tudo muito bem. Coloque em vidros esterilizados, tampe bem e deixe maturar por 2 semanas antes de usar.

POR COLHER DE SOPA CHEIA: 82 KCAL, 3 G GORDURAS, 1 G GORDURAS SATURADAS, 14 G CARBOIDRATOS, 0,01 G SÓDIO, 8 MG CÁLCIO.

manteiga de agrião

110 g de manteiga
2 a 4 colheres de sopa de folhas de agrião picadas finamente
Algumas gotas de suco de limão-siciliano

Bata a manteiga e adicione o agrião e algumas gotas de suco de limão. Coloque em formas de gelo ou enrole (ver receita de manteiga de alho) e guarde na geladeira.

POR RECEITA: 814 KCAL, 90 G GORDURAS, 57 G GORDURAS SATURADAS, 0 G CARBOIDRATOS, 0,83 G SÓDIO, 42 MG CÁLCIO.

onde encontrar

Dependendo de onde você vive, as várias associações de celíacos são provavelmente sua melhor opção para obter informações relacionadas à doença celíaca e aos cuidados que ela exige. Essas associações poderão colocá-lo em contato com grupos de apoio locais e informá-lo sobre eventos de interesse, quer você tenha acabado de ser diagnosticado, quer você já seja um associado. Elas também trabalham para difundir o conhecimento sobre a doença na indústria alimentícia e financiar pesquisas sobre a condição celíaca.

ÁFRICA DO SUL
Coeliac Society of South Africa
Tel.: +27 11 440 3431
coeliac@netactive.co.za
www.celiac.com

AUSTRÁLIA
The Coeliac Society of NSW Inc
PO Box 271, Wahroonga NSW 2076
nsw@coeliacsociety.com.au
www.nswcoeliac.org.au

The Coeliac Society of Tasmania Inc
qpetas@bigpond.net.au
www.tas.coeliac.org.au

Northern Territory, c/o C.S. of South Australia
Unit 5, 88 Glynburn Road, Hectorville 5073
South Australia
Tel.: +61 8 8365 1488
sa@coeliacsociety.com.au

Coeliac Society of Western Australia
PO Box 726, Bentley WA 6982
Western Australia
Tel.: +61 8 9451 9255
coeliacwa@bigpond.com
www.wa.coeliacsociety.com.au

Coeliac Society of Victoria Inc
PO Box 89, Holmesglen 3148,
Victoria
Tel.: +61 3 9808 5566
vic@coeliacsociety.com.au
www.vic.coeliacsociety.com.au

Coeliac Society of South Australia Inc
5/88 Glynburn Road, Hectorville 5073
South Australia
Tel.: +61 8 8365 1476
sa@coeliacsociety.com.au
www.sa.coeliacsociety.com.au

The Queensland Coeliac Society Inc
PO Box 2110, Fortitude Valley BC 4006
Queensland
Tel.: +61 7 38395404
qld@coeliacsociety.com.au
www.qld.coeliacsociety.com.au

BRASIL
Federação Nacional das Associações de Celíacos do Brasil (Fenacelbra)
Rua Eugênia Trevisan, 107 – Jardim Itália
Vinhedo – São Paulo
Fone: (19) 8331-0300/(19) 99830-1236
falecom@fenacelbra.com.br
www.fenacelbra.com.br

CANADÁ
Canadian Celiac Association
5170 Dixie Road, Suite 204
Mississauga L4W 1E3, Ontario
Tel.: +1 905 507 6208
info@celiac.ca
www.celiac.ca

Fondation Quebecoise de la Maladie Coeliaque
4837 rue Boyer, Bureau 230
Montreal H2J 3E6, Quebec
Tel.: +1 514 529 8806
info@fqmc.org
www.fqmc.org

ESPANHA
F.A.C.E.
C/Hileras 4, 4-11 28013
Madrid
Tel.: +34 91 734 91547 5411
www.celiacos.org

S.M.A.P.
Celiacs de Catalunya
Comtal 32 5e 1a, 08002
Barcelona
Tel.: +34 639 349769
communicacion@celiacscatalunya.org
www.celiacscatalunya.org

ESTADOS UNIDOS
Celiac Disease Foundation
13251 Ventura Boulevard, Suite 1, Studio City
91604-1838, California
Tel.: +1 818 990 2354
cdf@celiac.org
www.celiac.org

Celiac Sprue Association/United States of America, Inc.
PO Box 31700, OMAHA 68131
Nebraska
Tel.: +1 402 558 0600
celiacs@csaceliacs.org
www.csaceliacs.org

Gluten Intolerance Group
31214 124th Ave SE, Auburn,
WA 98092
Tel.: +1 253 833 6655
gig@gluten.net
www.gluten.net

American Celiac Society Dietary Support Coalition
PO Box 23455, New Orleans,
LA 70183-0455
Tel.: +1 504 737 3293
info@americanceliacsociety.org
www.americanceliacsociety.org

IRLANDA
The Coeliac Society of Ireland
Carmichael Centre, 4 North Brunswick Street
Dublin 7
Tel.: +353 1872 1471
info@coeliac.ie
www.coeliac.ie

NOVA ZELÂNDIA
Coeliac Society of New Zealand (Inc)
PO Box 35724, Browns Bay, Auckland 1330
Tel.: +64 9 820 5157
coeliac@xtra.co.nz
www.colourcards.com/coeliac

REINO UNIDO
Coeliac UK
Suites A-D Octagon Court, High Wycombe
Buckinghamshire, HP11 2HS
Tel.: +44 1494 437278
admin@coeliac.co.uk
www.coeliac.org.uk

Se não estiver conseguindo encontrar produtos sem glúten em supermercados ou lojas de alimentos naturais perto da sua casa, entre em contato diretamente com os fabricantes e distribuidores. No Brasil, há estabelecimentos comerciais que vendem pela internet.

ÁFRICA DO SUL

Diana's Munchies (Capetown)
dianaswales@xsinet.co.za

Organic World Import and Export
www.organicworld.co.za

Pick and Pay Hypermarket
By-the-Sea, Durban North

Seadoone Meat Market
8a Seadoone Mall, Seadoone Road
Amanzimtoti
Durban

AUSTRÁLIA

Organic Options
www.alchemix.com.au/organic.htm

BRASIL

100 Glúten
www.100gluten.com.br

Casa Santa Luzia
www.santaluzia.com.br

Cia. sem Trigo
www.ciasemtrigo.com.br

Mundo Verde
www.mundoverde.com.br

Produtos sem Glúten Marilis
www.marilis.com.br

Sabor Alternativo Produtos Naturais
www.saboralternativo.com.br

Sem Glúten Sem Lactose
www.semglutensemlactose.com/loja/

Urbano
www.urbano.com.br

ESTADOS UNIDOS

Ener-G
www.ener-g.com

Gluten Solutions
www.glutensolutions.com

The Gluten-Free Mall
www.GlutenFreeMall.com

REINO UNIDO

Aproten, Arnotts, Lifestyle Healthcare, Ultra
Ultrapharm Ltd, Centenary Business Park,
Henley-on-Thames, Oxfordshire RG9 1DS
Tel.: 01491 570 000

Barkat, Glutano, Tritamyl, Valpiform
Gluten Free Foods Ltd, Unit 270,
Centennial Park, Centennial Avenue,
Elstree, Borehamwood, Herts. WD6 3SS
Tel.: 020 8953 4444
info@glutenfree-foods.co.uk
www.glutenfree-foods.co.uk

Bi-Aglut
Novartis Consumer Health,
Wimblehurst Road, Horsham,
West Sussex RH12 5AB
Tel.: 0845 601 2665

Dietary Specialties
Nutrition Point Ltd, Station Court,
424 Stockport Road, Warrington, WA4 2GW
Tel.: 07041 544044
info@dietaryspecials.co.uk
www.dietaryspecials.co.uk

Doves Farm Foods
Salisbury Road, Hungerford,
Berkshire, RG17 0RF
Tel.: 01488 684880
www.dovesfarm.co.uk

Ener-G
General Dietary Ltd, PO Box 38,
Kingston-upon-Thames, Surrey KT2 7YP
Tel.: 020 8336 2323
info@generaldietary.com
www.generaldietary.com

Glutafin, Rite-Diet, Trufree
Unit 3 Rowan House, Sheldon Business Park,
Chippenham, Wiltshire SN14 OSQ
Tel.: 0800 988 2470
glutenfree@glutafin.co.uk
www.glutafin.co.uk

Goodness Direct
South March, Daventry,
Northants NN11 4PH
Tel.: 0871 871 6611
info@GoodnessDirect.co.uk
www.GoodnessDirect.co.uk

Juvela
SHS International, 100 Wavertree Boulevard,
Wavertree Technology Park, Liverpool L7 9PT
Tel.: 0151 228 8161
www.shsweb.co.uk

Lifestyle Health Care Ltd
Omega 250, Mamhilad Technology Park
Pontypool, NP4 OJJ
Tel.: 0845 270 1400
sales@gfdiet.com
www.gfdiet.com

Orgran
Community Foods, Micross, Brent Terrace
London NW2 1LT
Tel.: 020 8450 9411
enquiries@community foods.co.uk
www.communityfoods.co.uk

Pure
Innovative Solutions UK Ltd,
Tunstall Road, Bosley, Nr Macclesfield,
Cheshire
SK11 0PE
Tel.: 01260 222 104

índice

álcool, 15
almôndegas com molho de tomate e
  alcaparras, 108
amêndoas
  bolo Ballymaloe de chocolate e amêndoas, 132
  palitos de amêndoa, 129
  pasta de amêndoa, 145
  sopa fria de amêndoas com uvas e vinagre de
    xerez do Moro, 46
  quadrados de amêndoas caramelizadas, 128

anemia, 10, 26
arroz, 16
  risoto gratinado de abobrinha com alecrim 85
  rolinhos primavera com molho tailandês 60
  salada tailandesa de macarrão de arroz 52
  sopa de legumes de outono com arroz 49

bacon,
  batatas com bacon, 42
  bisteca de porco com kunquats agridoces, 113
  bolinhos crocantes de bacon com
    cogumelos, 112
  macarronada gratinada com bacon e
    cebolinha, 77
Ballymore Cookery School, 32
barras de cereais, 37
batatas
  com bacon, 42
  curry de grão-de-bico, batata e espinafre, 89
  espumosas com ervas, 93
  pão de batata, 40
bebês, 24
biscoitos amanteigados de limão, 124
biscoitos anzac, 127
biscoitos crocantes de queijo, 129
biscoitos de chocolate, laranja e avelã, 127
biscoitos de coco e framboesa, 124
bolinhos crocantes de bacon com cogumelos, 112
bolinhos crocantes de camarão e coentro, 63
bolinhos de peixe tailandeses com molho
  tailandês, 95
bolinhos fritos de abobrinha e feta, 62
bolo Ballymaloe de chocolate e amêndoas, 132
bolo californiano de fubá com limão, 133
bolo de banana, 133
bolo de laranja Lady Dundee, 139
bolo de Natal com pasta de amêndoas
  tostadas, 144-145
broa de milho, 121, 122
brownies, 126

cachorro pintado, 118
caldo, 152-153
canelone, 70
carboidrato, 19, 20
carne de vaca
  almôndegas com molho de tomate e
    alcaparras, 108

caldo de carne caseiro, 152
  cozido de carne italiano, 107
  hambúrguer com cogumelos portobello e
    manteiga de manjerona, 106
  rosbife com pãezinhos yorkshire e molho de
    raiz-forte, 111
cavala grelhada com manteiga de agrião, 92
cereais, 12-13, 16
cheesecake, 140
cheesecake de framboesa e maracujá, 140
cheesecake de mirtilo, 140
chutney de hortelã, 104, 154
cobertura de damasco, 137
cogumelos
  bolinhos crocantes de bacon com
    cogumelos, 112
  cogumelos recheados com pancetta e
    pinoles, 85
  congee com frango, camarão e cogumelos, 43
  creme de cogumelos, 151
  hambúrguer com cogumelos portobello e
    manteiga de manjerona, 106
  lasanha de trigo-sarraceno com cogumelos e
    mozarela de búfala, 76
  molho de cogumelos com alecrim, 151
  porco em croûte com recheio de cogumelo e
    tomilho e compota de maçã, 115
  sopa de cogumelos, 49
  torta de frango, cogumelo e estragão, 98
compota de maçã, 115
congee com frango, camarão e cogumelos, 43
couve-flor gratinada com queijo cheddar, 86
cozido de carne italiano, 107
creme de espinafre, 63, 75
crème fraîche, 64
crumpets, 40
curry de grão-de-bico, batata e espinafre, 89
dermatite herpetiforme (DH), 11
diabetes, 8
doença celíaca, 8, 10-11, 12-13
  alimentos sem glúten, 15, 16, 30
  Coeliac UK, 13, 15
  comer fora de casa, 27-29
  cozinhar para, 23, 32
  crianças, 24
  vegetarianos e veganos, 26

eczema, 11
espaguete com tomate, pimenta, mozarela e
  manjericão, 71

farinha de rosca, 16, 77, 102
fast-foods, 29
fibras, 19, 20
frango
  caldo de galinha caseiro, 153
  congee com frango, camarão e cogumelos, 43
  goujons de frango picantes, 96
  gratinado de frango com brócolis, 102

salada quente de frango com gergelim, abacate
  e pancetta, 51
sanduíche de frango crocante com manjericão
  e pinole, 97
sopa de frango com alho, 46
tailandês refogado com bok choy, 101
torta de frango, cogumelo e estragão, 98
frutas, 19
frutos do mar
  bolinhos crocantes de camarão e coentro, 63
  congee com frango, camarão e cogumelos, 43
  rolinhos vietnamitas de arroz com camarão e
    ervas frescas, 61
  salade tiède de camarões e vagem e molho de
    limão-siciliano e endro, 54

goma xantana, 16
gordura, 19, 20
goujons de frango picantes, 96
granola, 36
gravidez, 24

hambúrguer de cordeiro com tzatziki, chutney de
  hortelã e papari, 104
hipertireoidismo, 8

ingredientes para ter na despensa, 16, 32-33
intolerância à lactose, 11
intolerância ao glúten, 8, 10-11, 12-13
  alimentos sem glúten, 15, 16, 30
  comer fora de casa, 27-29
  cozinhar para, 23, 32
  crianças, 24
  vegetarianos e veganos, 26
intolerância ao trigo, 11

kedgeree, 42
korma de cordeiro, 105

lanches, 30
lasanha, 74-75
lasanha de berinjela picante, 7475,
lasanha de trigo-sarraceno com cogumelos e
  mozarela de búfala, 76
legumes, 24
  caldo de legumes caseiro, 152
  pakoras picantes de legumes com raita, 88
  piperonata e piperade, 80
  pizza de legumes e pesto, 80
  polenta com tomilho, queijo de cabra e legumes
    assados, 83
  sopa de legumes de outono com arroz, 49

macarrão, 16
manteiga clarificada, 112
manteiga de agrião, 155
manteiga de alho, 155
massa de panquecas, 41, 151

massa de pizza, 149
massa para torta da Rosemary, 150
massa para torta doce da Rosemary, 136
minestrone, 50
mingau de arroz, 43
molho bechamel sem glúten, 150
molho de fogo, 96
molho de soja, 16
molho tailandês, 60
molho tártaro, 92
molho vietnamita, 61
muffins de framboesa, 39
müsli, 36, 39
müsli de maçã e avelã, 39

na manteiga, 63
nhoque ao pesto, 72
nhoque de alecrim com molho de tomate da
    Rosemary, 72
nutricional, 19-24

osteoporose, 10

palitos de amêndoa, 129
panquecas, 151
    americanas, 41
    de trigo-sarraceno com salmão defumado,
        crème fraîche e alcaparras, 64
    recheadas, 63
panzanella, 55
pãezinhos yorkshire, 148
pão branco com fermento, 120
pão de ló de morango, 134
pão de soda, 118
    cachorro pintado, 118
    com cominho, 118
    com ervas, 118
    com sementes, 118
pão doce de frutas, 120
pão naan, 123
papari, 16
pasta de amêndoa, 145
peixe
    bolinhos de peixe com manteiga de salsinha ou
        de alho, 95
    bolinhos de peixe tailandeses com molho
        tailandês, 95
    cavala grelhada com manteiga de agrião, 92
    kedgeree, 42
    macarrão com queijo e salmão defumado, 71
    panquecas de trigo-sarraceno com salmão
        defumado, crème fraîche e alcaparras 64
    peixe crocante com molho tártaro, 92
    salada de salmão selvagem, tomate cereja e
        aspargos, 55
    salmão tostado com pesto de coentro, 90
    torta de peixe com alho-poró na manteiga de
        alho à moda de Ballyandreen, 93
penne com brócolis picantes, 77

peru assado à moda antiga com recheio de ervas
    frescas, 103
pesto, 148
    de coentro, 90
    hortelã e salsinha, 148
    nhoque ao pesto, 72
    torta de tomate, feta e pesto, 67
pimentão
    lasanha de berinjela picante, 74
    pimentões vermelhos recheados com arroz e
        tomate cereja, 87
    salada de macarrão com pimentão grelhado e
        queijo feta, 57
piperonata, 80
pizza de legumes e pesto, 80
polenta com tomilho, queijo de cabra e legumes
    assados, 83
popovers americanos, 148
porco em croûte com recheio de cogumelo e
    tomilho e compota de maçã, 115
proteína, 19, 20
pudim de caramelo com cobertura de caramelo
    quente, 143
pudim de chocolate, 142
pudim de pão e manteiga, 142

quadradinhos com glacê de limão-siciliano, 128
quadrados de amêndoas caramelizadas, 128

raita de pepino e iogurte, 88
recheio de frutas secas à moda de Ballymaloe, 155
restaurantes chineses, 29
restaurantes indianos, 29
restaurantes italianos, 29
restaurantes tailandeses, 29
risoto gratinado de abobrinha com alecrim, 85
rolinhos vietnamitas de arroz com camarão e ervas
    frescas, 61
rosbife com pãezinhos yorkshire e molho de raiz-
    forte, 111
rotulagem de alimentos, 12, 19, 30
roux sem glúten, 150

salada de macarrão com pimentão grelhado e
    queijo feta, 57
salada de queijo feta com melancia, 57
salada de salmão selvagem, tomate cereja e
    aspargos, 55
salada quente de frango com gergelim, abacate e
    pancetta, 51
salada tailandesa de macarrão de arroz, 52
salada vietnamita de macarrão, 52
salmão tostado com pesto de coentro, 90
scones de frutas, 123
síndrome do intestino irritável, 10
sopa de cebola com torradas de gruyère, 47
sopa de couve-flor com queijo, 86
sopa de frango com alho, 46
sopa de legumes de outono com arroz, 49

sopa fria de amêndoa com uvas e vinagre
    de xerez do Moro, 46
suflê de queijo cheddar com cebolinha-
    -francesa, 66

tempura 62
The Gluten-Free Food and Drink Directory, 15
Tiramisu, 141
Tomates
    almôndegas com molho de tomate e
        alcaparras, 108
    broa de tomate seco, 121
    espaguete com tomate, pimenta, mozarela e
        manjericão, 71
    nhoque de alecrim com molho de tomate da
        Rosemary, 72
    pimentões vermelhos recheados com arroz e
        tomate cereja, 87
    purê de tomate, 107
    salada de salmão selvagem, tomate cereja e
        aspargos, 55
    tomate fundido, 154,
    tomates secos, 155
    torta de tomate, feta e pesto, 67
torta de ameixa, 139
torta de chocolate e framboesa, 134
torta de frutas secas com creme de whisky irlandês
    à moda de Ballymaloe, 144
torta de maçã de Besançon, 137
torta de peixe com alho-poró na manteiga de alho
    à moda de Ballyandreen, 93
torta de ricota, espinafre e parmesão, 82
torta de tomate, feta e pesto, 67
torta rústica de frutas vermelhas, 136
tzatziki, 154

ulster fadge ou pão de batata, 40

notas

1. No Brasil, segundo estudo de Ricardo Palmero Oliveira e colaboradores, da Universidade Federal de São Paulo, publicado no *European Journal of Gastroenterology and Hepatology*, em 2007, um em cada 214 indivíduos possui a doença. (N.T.)
2. Em 1982, no Brasil, um grupo de pais de celíacos reuniu-se para trocar experiências de como lidar com a intolerância de seus filhos. Três anos mais tarde, a associação tornou-se um clube de celíacos que, em 1994, deu origem à Associação dos Celíacos do Brasil, em São Paulo (Acelbra). A associação tem por objetivo informar, divulgar e trocar informações com entidades internacionais e nacionais sobre a doença celíaca. Além disso, trabalhou pela legalização e o uso obrigatório do símbolo *gluten free* (sem glúten) na embalagem de produtos alimentícios, dando origem à Lei nº 8.543, de 23 de dezembro de 1992. Em sua página na internet é possível encontrar receitas sem glúten, saber quais produtos industrializados contêm ou não glúten e tirar dúvidas sobre a doença, entre outras informações. Atualmente, a Acelbra possui sede em diversos estados brasileiros. É muito importante que os celíacos entrem em contato com a associação mais próxima para que sejam cadastrados e participem de pesquisas que visam melhorar sua qualidade de vida. Informações mais detalhadas sobre o trabalho da Acelbra podem ser obtidas no site www.acelbra.org.br. (N.T.)
3. O malte, por ser um produto da fermentação da cevada, apresenta uma pequena fração de glúten em sua composição, porém não menos danosa aos intolerantes ao glúten. (N.T.)
4. Espelta, ou trigo vermelho, é um tipo de grão parente do trigo e mais comumente cultivado na Europa Central e na Itália. É também conhecido como trigo rústico. Rico em fibras, proteínas, fósforo e vitaminas do complexo B, é comumente usado em saladas e também no preparo de pães. (N.T.)
5. No Brasil, foi aprovada em 16 de maio de 2003, a Lei nº 10.674, que obriga os fabricantes de produtos alimentícios a informarem nos rótulos de seus produtos a presença ou não de glúten por meio das inscrições "contém glúten" ou "não contém glúten". A lei pode ser lida na íntegra em www.planalto.gov.br/ccivil_03/Leis/2003/L10.674.htm. (N.T.)
6. Muito usado nas culinárias árabe e mediterrânea no preparo de quibe e tabule.
7. Já se encontram disponíveis no mercado aglutinantes e espessantes isentos de glúten. (N.T.)
8. Variedade de trigo rica em aminoácidos, proteínas, vitaminas e sais minerais, além de selênio, que, aliado às vitaminas C e E e ao betacaroteno, reduz os radicais livres responsáveis pelas doenças cardiovasculares. É comumente usado em massas e como substituto do arroz.
9. Cereal resultante da hibridação de trigo e centeio, muito pouco usado na alimentação humana.
10. A Acelbra disponibiliza em seu site uma lista de alimentos isentos de glúten, além de links a empresas alimentícias que também disponibilizam listas de seus produtos. Basta acessar www.acelbra.org.br/2004/alimentos.php. Outra lista de alimentos e bebidas sem glúten está disponível em www.riosemgluten.com/produtos_sem_gluten.htm. (N.T.)
11. Uma limpeza cuidadosa desses equipamentos de cozinha permite que sejam usados para a confecção de alimentos com ou sem glúten. Certifique-se de que o equipamento foi cuidadosamente limpo após o uso com produtos que contêm glúten. (N.T.)
12. A maioria dos especialistas em doença celíaca concluiu que as bebidas alcoólicas destiladas feitas a partir de grãos com glúten – incluindo whisky, comumente feito de cevada – são livres de glúten, segundo o padrão proposto pela Food and Drug Administration dos EUA (o produto deve conter menos de 20 partes por milhão de glúten) porque a destilação remove essa proteína prejudicial. No entanto, nem todos concordam. A associação de portadores de doença celíaca do EUA, a Celiac Sprue Association e a Acelbra não recomendam qualquer forma de scotch ou whisky. Em vez disso, aconselham àqueles que seguem a dieta livre de glúten o consumo de vodkas de batata, rum e tequila, que são feitas a partir de fontes de grãos sem glúten. (N.T.)
13. Grão muito comum na Etiópia e na Eritreia, rico em nutrientes e usado para fazer um tipo de crepe denominado injera. (N.T.)
14. Folha de massa firme e seca, assada ou frita, feita de farinha de grão-de-bico, lentilha ou arroz, que tem origem na culinária indo-portuguesa. (N.T.)
15. No Brasil, o pão sem glúten nunca foi vendido em latas. (N.T.)
16. Alimento em forma de bolo produzido pela fermentação de grãos de soja cozidos com uma cultura de *Rhizopus oligosporus*, uma espécie de fungo. (N.T.)
17. No Brasil, os supermercados infelizmente ainda dispõem de poucos produtos para celíacos: apenas algumas farinhas e macarrões sem glúten podem ser encontrados nesses estabelecimentos. Para obter pães, bolachas, salgadinhos e até mesmo algumas refeições prontas congeladas, é necessário ir a lojas especializadas ou de produtos naturais ou comprar pela internet. (N.T.)
18. Na verdade, as opções para os celíacos em lanchonetes e cafés no Brasil ainda são muito restritas. Carregar seu próprio lanche é praticamente a única alternativa. (N.T.)
19. Ajuda a aumentar o volume de uma receita e deixar o alimento mais fofo. (N.T.)

ADMINISTRAÇÃO REGIONAL DO SENAC
NO ESTADO DE SÃO PAULO
Presidente do Conselho Regional
Abram Szajman
Diretor do Departamento Regional
Luiz Francisco de A. Salgado
Superintendente Universitário e de Desenvolvimento
Luiz Carlos Dourado

EDITORA SENAC SÃO PAULO
Conselho Editorial
Luiz Francisco de A. Salgado
Luiz Carlos Dourado
Darcio Sayad Maia
Lucila Mara Sbrana Sciotti
Jeane dos Reis Passos
Gerente/Publisher
Jeane dos Reis Passos
Coordenação Editorial
Márcia Cavalheiro Rodrigues de Almeida
Comercial
Marcelo Nogueira da Silva
Administrativo
Luís Américo Tousi Botelho

Edição de texto: Adalberto Luís de Oliveira
Preparação de texto: Roberta Oliveira Stracieri
Revisão de texto: Heloisa Hernandez (coord.), Asa Assessoria e Comunicação
Editoração eletrônica: Antonio Carlos De Angelis

Traduzido de: *Healthy Gluten-free Eating*
Texto: © Darina Allene e Rosemary Kearney, 2004, 2009
Fotografia: © Will Heap, 2004
© 1ª edição Kyle Cathie Limited, 2004
Designer: Carl Hodson
Fotografias: Will Heap
Styling: Penny Markham
Análise das Receitas: Dr. Wendy Doyle

Proibida a reprodução sem autorização expressa.
Todos os direitos desta edição reservados à
EDITORA SENAC SÃO PAULO
Rua 24 de Maio, 208 – 3º andar
Centro – CEP 01041-000
CP 1120 – CEP 01032-970 – São Paulo – SP
Tel. (11) 2187-4450 – Fax (11) 2187-4486
E-mail: editora@sp.senac.br
Home page: http://www.editorasenacsp.com.br

© Edição brasileira: Editora Senac São Paulo, 2014